TINA SCHÜTZE

FITNESS-MINIS

90 Workouts
für jeden Tag und überall

THEORIE

SERVICE

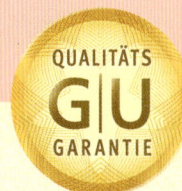

DIE GU-QUALITÄTS-GARANTIE

Wir möchten Ihnen mit den Informationen und Anregungen in diesem Buch das Leben erleichtern und Sie inspirieren, Neues auszuprobieren. Bei jedem unserer Produkte achten wir auf Aktualität und stellen höchste Ansprüche an Inhalt, Optik und Ausstattung. Alle Informationen werden von unseren Autoren und unserer Fachredaktion sorgfältig ausgewählt und mehrfach geprüft. Deshalb bieten wir Ihnen eine 100 %ige Qualitätsgarantie.

Darauf können Sie sich verlassen:
Wir legen Wert darauf, dass unsere Gesundheits- und Lebenshilfebücher ganzheitlichen Rat geben. Wir garantieren, dass:
- alle Übungen und Anleitungen in der Praxis geprüft und
- unsere Autoren echte Experten mit langjähriger Erfahrung sind.

Wir möchten für Sie immer besser werden:
Sollten wir mit diesem Buch Ihre Erwartungen nicht erfüllen, lassen Sie es uns bitte wissen! Wir tauschen Ihr Buch jederzeit gegen ein gleichwertiges zum gleichen oder ähnlichen Thema um. Nehmen Sie einfach Kontakt zu unserem Leserservice auf. Die Kontaktdaten unseres Leserservice finden Sie am Ende dieses Buches.

GRÄFE UND UNZER VERLAG
Der erste Ratgeberverlag – seit 1722.

KGS

Wie würde Ihr Leben aussehen, wenn es nach dem Prinzip »Wünsch dir was!« funktionieren würde – ab jetzt, bis ans Ende Ihrer Tage? Eines wäre höchstwahrscheinlich nicht dabei: jeden Tag eine Stunde im Fitnessstudio abstrampeln und pumpen, oder? Aber das müssen Sie auch gar nicht. Statt Ihre kostbare Freizeit mit wildfremden, schwitzenden Menschen zwischen Laufbändern und Kraftmaschinen unter Neonlicht zu verbringen, gehen Sie doch lieber (r)aus, unternehmen Sie etwas mit Ihren Freunden und Ihrer Familie. Genießen Sie das Leben! Es ist so wunderbar und gleichzeitig so extrem schnell vorbei. Sollten wir da unsere (Lebens-)Zeit nicht genussvoll verbringen? Voller Freude und Spaß?

»Aber Sport ist doch so gesund und wichtig«, werden Sie jetzt vielleicht sagen. Ja, ist er auch. Doch um gesund, vital und schlank zu werden oder zu bleiben, müssen Sie nicht unbedingt Ihre wertvolle Freizeit opfern und sich erst recht nicht abquälen oder zwingen. Von all diesem »müssen« haben Sie in Ihrem Alltag nämlich sicherlich schon genug. Sie *dürfen* allerdings Ihren Tag etwas bewegter gestalten, sich kleine Bewegungseinheiten gönnen – wann immer Sie wollen und können, wo immer Sie sind. Statt die acht bis zehn Stunden Stillstand und Bequemlichkeit abends mit einer Stunde Fitnessstudio wieder korrigieren zu wollen, dürfen Sie Bewegung häppchenweise zurück in Ihren Alltag holen.

Jeden Tag gibt es zahlreiche freie Minuten, die wir mit Leichtigkeit für solche kurzen unkomplizierten und gleichzeitig effektiven Fitness-Minis nutzen können. Scheinbar nebenbei erhalten Sie damit Ihre Gesundheit, bauen Stress ab, reduzieren Körperfett und bleiben beweglich – körperlich und geistig. Dauerhaft.

Dann stimmt auch wieder die Balance zwischen Ent- und Anspannung. Denn das Problem mit »gemütlich« und »bequem« ist nur, dass die Rechnung selten aufgeht und Sie das schlechte Gewissen jeden Tag mit sich herumschleppen wie einen alten Kaugummi an der Schuhsohle. Lassen Sie das einfach hinter sich und entwickeln Sie einen gesunden Lebensstil. Entdecken Sie die wohltuende Wirkung von Bewegung in Ihrem Leben und genießen Sie wieder die wichtigen Momente der Ruhe, Erholung und Muße.

Dem ein oder anderen stellt sich nun sicherlich die brennende Frage: Wo, wann und wie soll ich mich denn mehr bewegen? Überall und jederzeit! Und wie das geht, erfahren Sie in diesem Buch. Probieren Sie meine liebsten Fitness-Minis aus. Sie lassen sich ganz individuell durchführen – egal wie (un)sportlich oder durchgeplant Ihr Alltag auch sein mag. Ich wünsche Ihnen viel Spaß dabei.

Alles Liebe, Tina Schütze

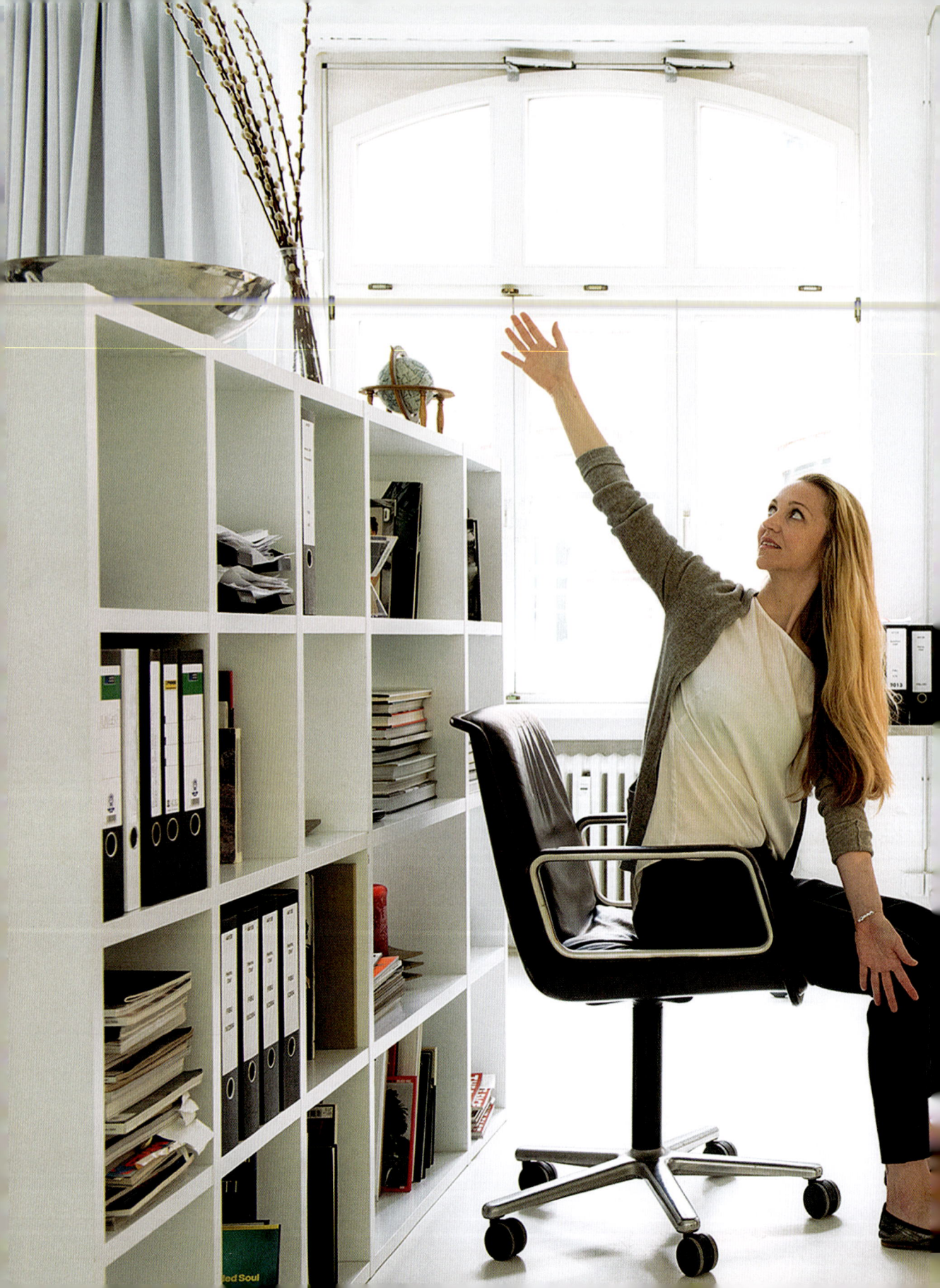

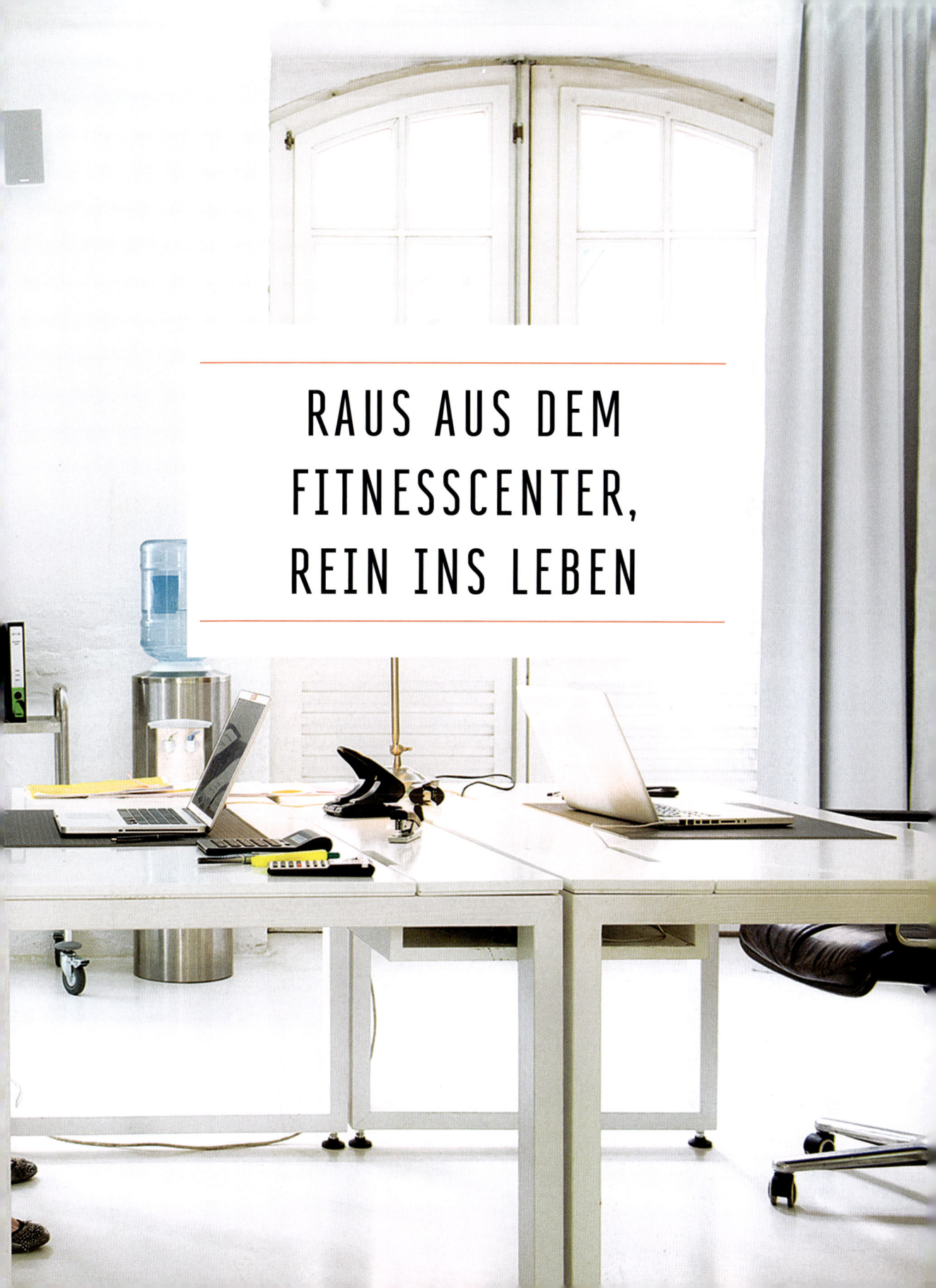

RAUS AUS DEM FITNESSCENTER, REIN INS LEBEN

GENUSS STATT FRUST

Sport ist toll! Es gibt so viele Möglichkeiten, sich zu bewegen, Spaß zu haben, seine Kräfte zu messen und seinen Körper zu genießen. Allein, zu zweit oder in einer Gruppe – jeder wie er mag, jeder wie er kann. Für die einen ist Sport die beste Möglichkeit, die geistigen Anstrengungen des Tages, all den Stress, wieder auszugleichen. Für die anderen ist er *die* Entschuldigung, sich tagsüber quasi nicht zu bewegen. Nur darf abends dann nichts dazwischenkommen. Für die meisten allerdings ist Sport schlichtweg der lästigste Punkt auf der To-do-Liste. Ein Zeiträuber, eine unüberwindbare Hürde, Extrastress, etwas, das nur allzu gern ausfallen darf. Schließlich verrinnt die Zeit zwischen den Händen. Oft sind die 24 Stunden straff durchgestaltet und vollgestopft – sieben Tage die Woche. Und wer schnell mit dem Auto bis vor die Tür fahren kann, macht das dann auch. So durch den Tag gehetzt, sind die meisten am Abend fix und fertig. Aber morgen, morgen dann ganz bestimmt.

Für mich selbst war Sport lange Zeit ein wichtiger Anker. Je höher der berufliche Stress, desto härter

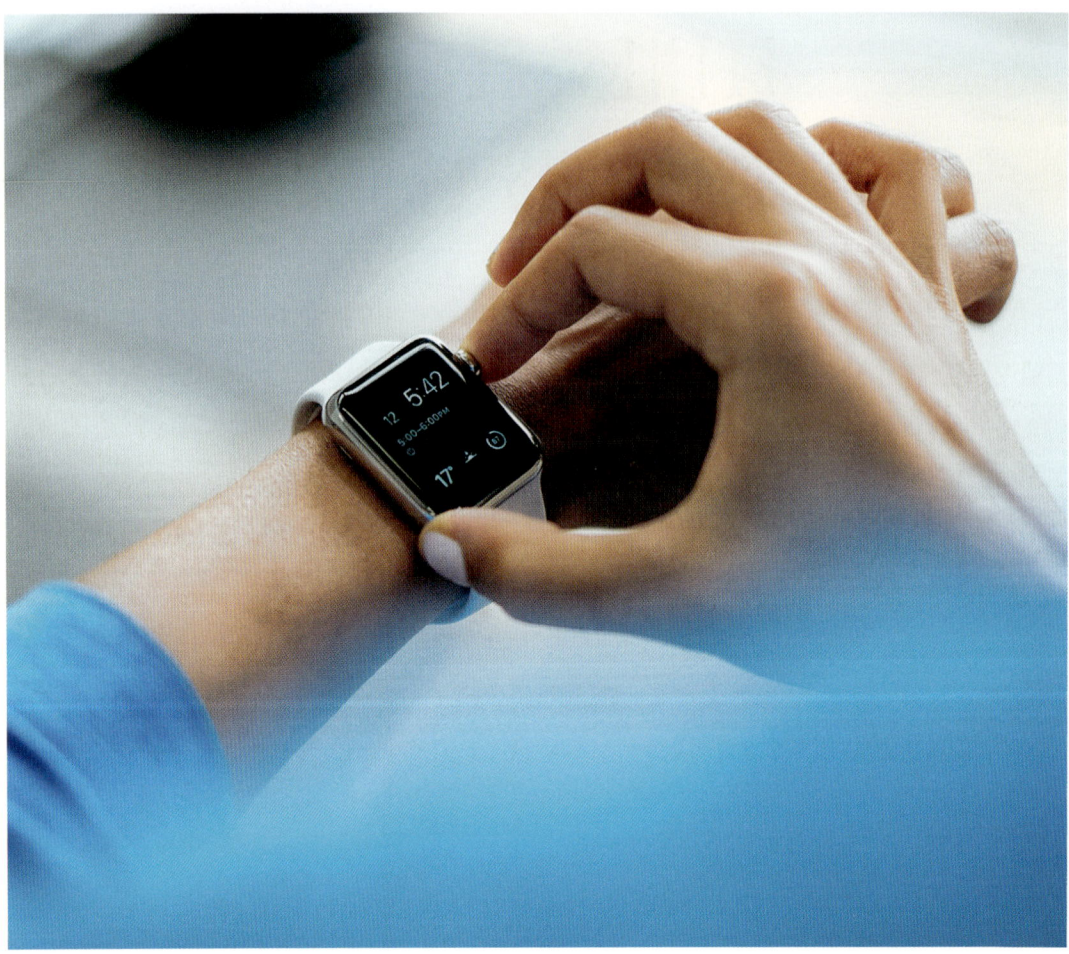

Ihr Sportprogramm muss nicht abendfüllend sein. Schon ein paar Minuten über den Tag verteilt genügen: Hier ein Fitness-Mini, da ein Fitness-Mini. Fertig!

trainierte ich. Täglich 30 Minuten zur Arbeit und zurück radeln? Das ist doch kein richtiger Sport. Viel hilft viel, dachte ich und fand mich extrem cool dabei. Schließlich mangelt es weder an sportlichen Vorbildern noch an Berufsschönheiten, denen wir gern gedankenlos nacheifern. Sport als Mittel zum Zweck. Wer Spaß hat, strengt sich nicht genug an. Passt ja auch gut zu unserem hohen Anspruch an uns selbst: Ohne Fleiß kein Preis. Harte Arbeit. Disziplin. Kraft meiner Hände. Sich abkämpfen und krumm machen. Seines eigenen Glückes Schmied sein. So denken die meisten von uns und stehen mächtig unter (Leistungs-)Druck. Leichtigkeit, Glück, Spaß? Fehlanzeige. Geht uns etwas leicht von der Hand, werden wir stutzig. Macht es uns auch noch Spaß, werden wir erst recht misstrauisch. So viel Glück muss man erst einmal verdienen – und aushalten. Dann doch lieber durchkämpfen. Nur wozu?

GESUNDHEITSFAKTOR SPORT

Fakt ist: Mit regelmäßiger Bewegung geht vieles geschmeidiger von der Hand. Bewegung tut uns einfach gut. Den ganzen Tag mehr oder weniger in körperlichem Stillstand zu verbringen, verringert unsere mentale Leistungsfähigkeit, schwächt unseren Körper, macht uns sogar krank. Dr. James Levine, leitender Arzt der renommierten Mayo-Klinik in den USA, ist der Meinung, dass wenigstens 24 chronische Krankheiten durch unsere Bewegungsarmut zumindest mitverursacht werden. Fakt ist aber auch: Wer es übertreibt, riskiert Verletzungen. Falscher Ehrgeiz führt daher meist wieder zurück zu Stillstand, Bewegungsarmut und Frust.

Dennoch denken viele Leute, die sich im Laufe ihres Tages nur noch im Effizienzmodus bewegen, Sport wäre die Lösung. Ist es auch, nur nicht für jeden. Wer schon gestresst, ausgebrannt und überfordert ist, wer durch jeden seiner Tage hetzt und hechelt, würde mit einem anspruchsvollen Workout diese Symptome nur noch verstärken. Wer seine Nackenverspannung, die

Wirbelsäulenblockade, das ramponierte Knie oder den untrainierten Beckenboden ignoriert, tut sich damit keinen Gefallen. Für manche Menschen und in bestimmten Lebensphasen sind sanfte Bewegungen und ein achtsames Training wesentlich gesünder als ein intensives Krafttraining oder Power-Workouts. Ist weniger mehr? Und reicht das dann? Und was heißt schon »gesund«?

Die WHO definiert Gesundheit als einen Zustand des vollständigen körperlichen, geistigen und sozialen Wohlergehens. Also Hand aufs Herz: Wie gesund sind Sie? Körperlich? Geistig? Sozial? Ich würde fast behaupten, nach dieser Definition sind es in unserer Gesellschaft die wenigsten.

Rückenschmerzen, Bandscheibenvorfall, chronische Kopfschmerzen – sie zeigen uns deutlich, wie sehr wir alle (wortwörtlich) unter Druck stehen. Schlaganfall, Herzinfarkt, Bluthochdruck, Diabetes sind derzeit die Hauptzivilisationskrankheiten. Und die geistigen Erkrankungen wie Burn-out, Bore-out oder

SCHON 20 MINUTEN GENÜGEN

Die Weltgesundheitsorganisation (WHO) empfiehlt für körperliche und seelische Gesundheit rund 20 Minuten Bewegung pro Tag, bei der man ins Schwitzen und außer Atem gerät. 20 Minuten täglich! Dazu genügt es zum Beispiel, schon morgens 10 Minuten zur Arbeit zu radeln oder flotter zu gehen – und abends genauso wieder 10 Minuten zurück. Das hört sich doch supereasy und absolut machbar an. Mehr als zwei Drittel der Bevölkerung schaffen jedoch nicht einmal das. Und das ist längst sicht- und messbar: In Deutschland sind 64 Prozent aller Männer und 49 Prozent der Frauen zu dick. Das müsste nicht sein.

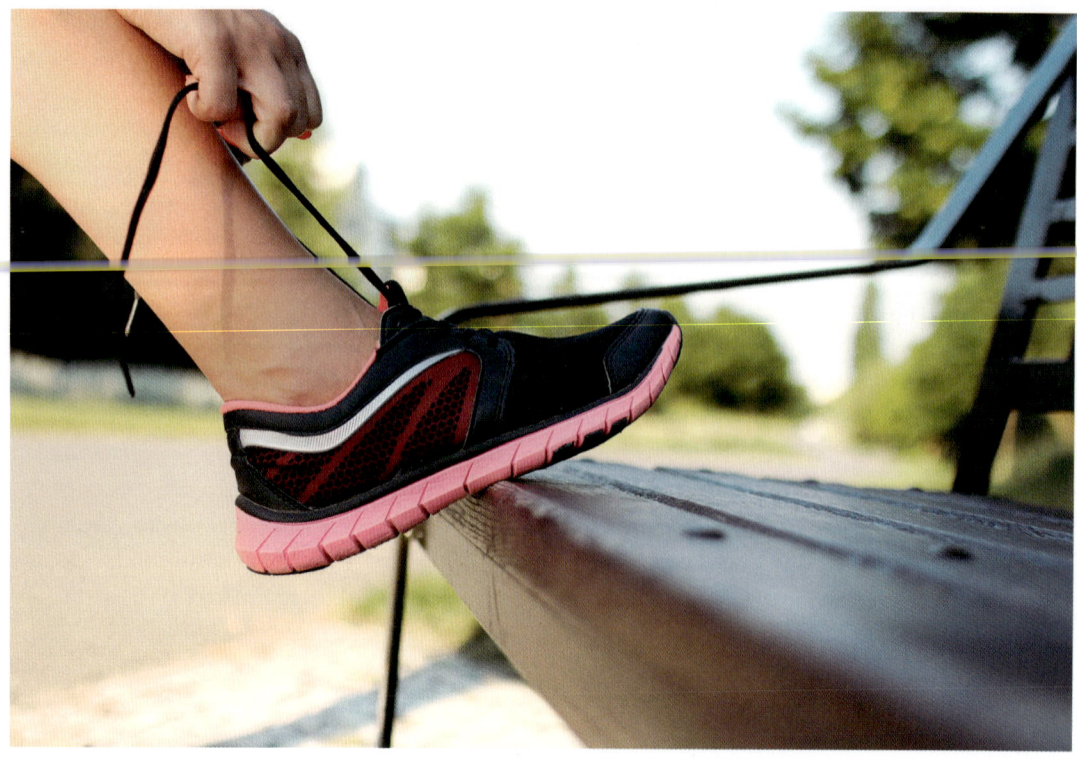

Laufen ist toll. Aber auch fernab des Stadtparks und ohne Sportdress gibt es viele Möglichkeiten, fit zu bleiben.

Depression ziehen nach. Zum Glück steht es weniger schlimm um uns, als sich das in dieser konzentrierten Form gerade anhört. Und noch eine gute Nachricht: Wir können etwas dagegen unternehmen. Jederzeit. Vorbeugen zum Beispiel. Einen gesunden Lebensstil entwickeln – auf allen Ebenen. Schlechte Gewohnheiten durch gute ersetzten, Schritt für Schritt.

MEHR MÖGLICHKEITEN FÜR BEWEGUNG

Als ich angefangen habe, selbst als Trainerin zu arbeiten, sah ich plötzlich, wie wenige natürliche »Bewegungsmenschen« es eigentlich gibt. Und so teilte sich meine Welt plötzlich in Sportmuffel und Fitnessjunkies. Dazwischen? Gähnende Leere. Leider fallen bei

der Mehrheit der Bevölkerung nicht nur Sport, sondern selbst Bewegung einfach aus.

Erst wenn der Leidensdruck zu groß wird, der Körper rebelliert oder persönliche Schicksalsschläge zum Umdenken anregen, kommen einige wortwörtlich wieder in Bewegung. Aber nur weil man Sport mag? Einfach so, obwohl man sich im eigenen Körper wohl und eigentlich ganz gut und gesund fühlt? Das bringt die wenigsten auf Trab.

Woran das liegt, habe ich leider noch nicht herausgefunden. Nur eins weiß ich inzwischen ganz genau: An mangelndem Wissen scheitert es nicht. In unserer Gesellschaft weiß eigentlich jeder sehr genau, was getan werden müsste beziehungsweise was man lieber lassen sollte. Ich sage nur: »Rauchen gefährdet Ihre Gesundheit!« Die wenigsten meiner Sportkunden brauchen mich als Lehrer für effektivere Methoden oder Übungen. Was ihnen wirklich fehlt, ist die Motivation, die natürlichen Bedürfnisse ihres Körpers wieder wichtig zu nehmen. Jemand, der ihre Begeisterung für Bewegung wieder weckt und ihnen hilft, ein Gefühl für den persönlichen Mittelweg zu finden. Für mehr Bewegungschancen und Bewegungsmöglichkeiten – jeden Tag.

FITNESS HÄPPCHENWEISE

Ihr Körper ist ein Geschenk. Er hat es verdient, dass Sie gut zu ihm sind. Liebevoll. Aufmerksam. Klar dürfen Sie als Fitnessjunkie gern weiterhin stundenlang schwitzen und ihn an seine Grenzen treiben. Vergessen Sie dabei nur nicht, wie viel herrliche Lebenszeit Sie dann ausschließlich mit Sport verbringen. Genauso dürfen Sie als Bewegungsmuffel Ihr Fitnessprogramm auch zukünftig auf die nächste und die übernächste Woche verschieben, weil einfach so oft etwas dazwischenkommt. Und natürlich dürfen Sie statt Trainingsmöglichkeiten auch weiterhin Gründe und Ausreden finden, warum Sport eigentlich gar nicht so wichtig für Sie ist. Oder Sie machen einmal etwas ganz Verrücktes: Sie machen es sich einfach. Kleiner Aufwand, großer Nutzen.

Im Laufe meiner Trainertätigkeit habe ich aus kleinen Fitnessübungen ein unkompliziertes, schnörkelloses und dennoch effektives Bewegungskonzept entwickelt, bei dem Sie sich weder verbiegen noch großartig in Ausrüstung oder Zeit investieren müssen. Sie nutzen einfach Ihren Alltag und füllen ihn hier und da mit wohltuenden Sporteinheiten. Ganz nebenbei, ohne Sportoutfit oder Geräte.

Es darf tatsächlich einfach sein. Es sich unnötig kompliziert zu machen, ist letztendlich nichts anderes als eine weitere Ausrede, eine Flucht. Sie werden sehr schnell sehen (und fühlen): Sich jeden Tag das ein oder andere Fitness-Mini zu gönnen ist wesentlich effektiver, als sich die wohltuende Bewegung für den Feierabend aufzusparen. Denn irgendwas ist immer und der Sport fällt aus – mal wieder.

Schnappen Sie sich diese kleinen »Fitnesshäppchen«! Eines gleich morgens als Start in den Tag. Dann noch schnell eins im Bad, danach geht es ohnehin unter die Dusche. In den folgenden Stunden kommt dann immer mal wieder eins dazu, zum Beispiel während Sie darauf warten, dass der Kaffee durchläuft, das Essen abkühlt, die Ampel auf Grün umschaltet, der Kopierer fertig kopiert hat, die wichtige Email eintrifft, der Bus kommt, außerdem vor jeder Mahlzeit … Und warum nicht auch noch abends ein, zwei Fitness-Minis als Betthupferl? Einfach, herrlich. Wer sagt denn, dass effektives Training nur in der dafür vorgesehenen Umgebung und im schicken Sportdress funktioniert? Heben Sie die Trennung zwischen Workout und Alltag auf und machen Sie Ihren ganzen Tag bewegter. Wenn Sie jeden Tag erst alles andere erledigen wollen,

BEWEGUNGSGEWOHNHEITEN HINTERFRAGEN

Sie sind ein Fitnessjunkie? Dann fragen Sie sich in einem ruhigen Moment einmal, wozu Sie genau diesen Sport wollen. Rennen Sie vielleicht vor irgendetwas davon? Wogegen kämpfen Sie an? Oder wofür kämpfen Sie? Was wollen Sie wem beweisen? Wird durch die Bewegung eine Sucht befriedigt oder gegen eine andere ausgetauscht? Oder sind Sie eher ein Sportmuffel? Das war doch bestimmt nicht immer so. Was mochten Sie als Kind besonders gern? Bei welchen Bewegungen haben Sie damals die Zeit vergessen oder waren besonders glücklich? Nehmen Sie sich einen Moment Zeit, erinnern Sie, fühlen Sie und holen Sie sich diese Freude und diese Bewegung(en) zurück in Ihr aktuelles Leben.

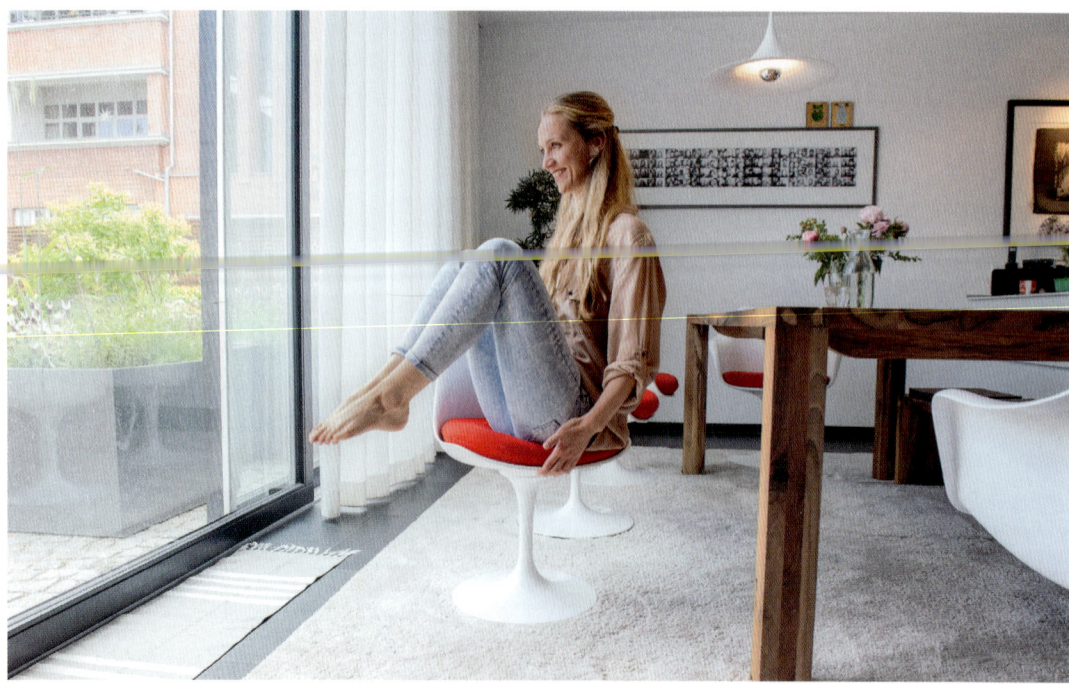

Einfach rumsitzen war gestern. Ab jetzt können Sie die Zeit zwischendurch für ein paar Fitness-Minis nutzen.

bis Sie sich endlich erlauben, sich Zeit für Ihr Trainingsprogamm zu nehmen, werden Sie vermutlich nie anfangen. Irgendetwas kommt immer dazwischen, glauben Sie mir. Ich bin selbstständig und habe zwei Kinder. Aber ich bin mir wichtig und weiß auch: Wenn ich mich nicht selbst um mich sorge, macht es keiner. Wenn ich mir die Zeit dafür nicht aktiv nehme, habe ich sie nie.

KLEINER AUFWAND, GROSSE WIRKUNG

Es gibt so vieles, das wir nicht in der Hand haben. Sollten wir dann nicht jede Chance nutzen, um unseren Körper und Geist zu schützen und zu stärken? Gesunde Ernährung ist ein wichtiger Teil. Mit Fitness-Minis haben Sie darüber hinaus eine unkomplizierte Möglichkeit, Ihren Körper regelmäßig und zu-

FITNESS-MINIS-REZEPTUR

Wer »Sport« sagt, muss auch »60 Minuten schweißtreibende Schinderei« sagen. Wie bitte? Das ist ja so, als gäbe es jeden Tag Kartoffelsalat und Würstchen. Für alle. Probieren Sie doch lieber folgendes Rezept: Man nehme etwas »Weniger ist mehr«, eine gute Portion Kreativität und Lebensfreude, die nächstbeste Gelegenheit, würze die Mischung mit einer Prise Liebe zum eigenen Körper, gebe noch etwas Mut umzudenken hinzu, verbinde alles mit ganz viel Spaß am Training mit dem eigenen Körpergewicht und schon haben Sie leckere »Fitnesshäppchen« für jeden Tag – wann und wo immer Ihnen danach ist.

nächst in kleinen Einheiten in Bewegung zu bringen, um dauerhaft fit und aktiv zu bleiben. Dazu reicht viel weniger, als Sie vermutlich glauben. Um stärker zu werden, schneller oder definierter, ist Sport super. Aber für Gesundheit, Leichtigkeit und Vitalität ist Bewegung genau das Richtige, mehr Bewegung im Alltag. Im Idealfall leben Sie eine Mischung aus beidem: Kleine Fitness-Minis, über den Tag verteilt, sind die ideale Lösung. Hier eins, da eins, dort noch eins dazu. Und haben Sie einmal mehr Zeit, lassen sich die einzelnen Minis prima zu schweißtreibenden Workouts kombinieren (siehe ab Seite 132). Die positiven Effekte sind hinlänglich bekannt.

Auf körperlicher Ebene:

→ Muskeln, Sehnen und Bänder und Knochen werden gekräftigt und ihre Leistungsfähigkeit wird bis ins hohe Alter erhalten.

→ Das Herz-Kreislauf-System und das Immunsystem werden gestärkt.

→ Der Stoffwechsel wird optimiert und Sie beugen Verschleißerscheinungen sowie Schmerzen vor.

→ Überflüssiges Körperfett wird reduziert.

Auf geistiger Ebene:

→ Stresssymptome und Depression werden abgebaut und ihnen wird vorgebeugt.

→ Die Konzentrationsfähigkeit verbessert sich.

→ Das Wohlbefinden steigt fühlbar.

Geben Sie Ihren Muskeln also jeden Tag immer wieder einmal einen kleinen Schubs. Laden Sie Ihre Akkus auf, fordern Sie Ihren Motor und genießen Sie es, wieder in Balance zu kommen, sich rundum wohl und fit zu fühlen. Wir Menschen sind nicht geschaffen für ein bewegungsarmes Leben zwischen Bett, Auto, Schreibtisch und Couch oder Kinosessel. Genauso wenig wie für Dauerstress plus Termindruck. Deshalb müssen Sie jetzt nicht Ihren anspruchsvollen Job kündigen, das Auto verkaufen und Ihr Leben komplett auf den Kopf stellen. Aber Sie dürfen es mit Fitness-Minis würzen und sich auf diese Weise unkomplizierte Bewegungs(aus)zeiten für das körperlich-geistige Gleichgewicht gönnen. Sofort zirkuliert

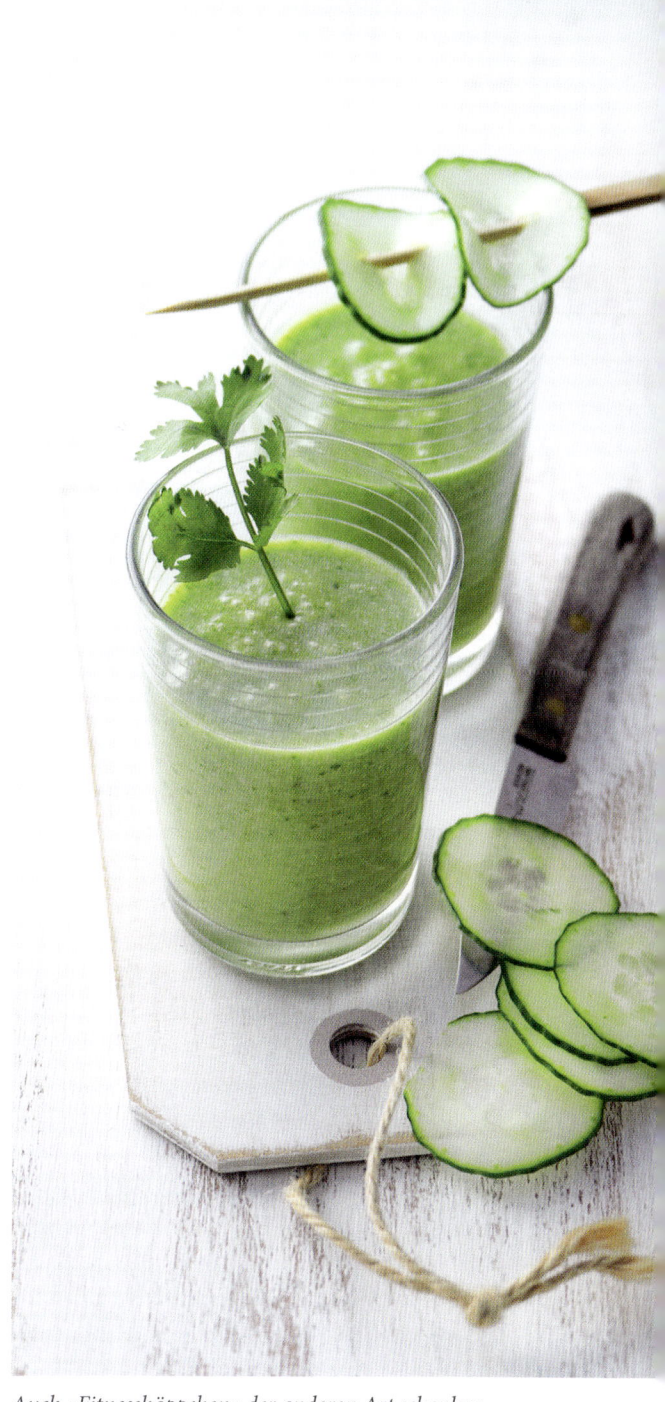

Auch »Fitnesshäppchen« der anderen Art schenken Ihrem Körper zwischendurch gesunde Energie.

wieder mehr Sauerstoff durch die Blutbahn, die grauen Zellen werden durchgelüftet, Ihr Kopfkino hat mal Pause, das Immunsystem wird gestärkt, Ihr Bindegewebe durchblutet. Und für alle, die gern etwas schlanker werden möchten: Überflüssiges Körperfett wird abgebaut. Wenn Sie konstant Ihre Muskeln trainieren, werden diese den ganzen Tag über fleißig Fett verbrennen – während Sie einfach nur Ihre Arbeit erledigen. Und was fast noch viel besser ist: Sie werden erst gar nicht so viel von dem, was Sie essen, auf den Hüften speichern.

MEIN FREUND, DER MUSKEL

In unserem Körper gibt es sage und schreibe 640 Muskeln. Der kleinste sitzt im Ohr und reguliert die Spannung des Trommelfells. Die beiden größten sind der Rücken- und der Gesäßmuskel. Auch wenn diese beiden besonders fleißig Kalorien verbrennen: Alle anderen sind genauso hilfreich, denn nur durch sie wird überhaupt erst Bewegung möglich – vom zarten Wimpernaufschlag, dem müden Räkeln im Bett bis hin zum Singen, Springen und Tanzen. Schließen Sie also Freundschaft mit Ihren Muskeln und Sie haben im Nu 640 neue Kumpels.

Wer seine Muskulatur schlau trainiert, baut sich kleine Kraftwerke in ihnen auf: die Mitochondrien. Bewegte Muskeln = mehr Mitochondrien = mehr Kraft = mehr Lebensenergie = weniger Fett. Das ist eine simple Rechnung, die aufgeht, wenn Sie sich bewegen. Täglich. Dann können sich aufgenommene und verbrauchte Energie stets die Waage halten und Sie bleiben schlank, gesund und schlau.

Wenn wir mit zunehmendem Alter allerdings unsere Muskulatur vernachlässigen, baut sie ab. Die wenigsten merken davon etwas, weil sich die Anzeige auf der Waage nicht ändert. Die schwereren Muskeln werden durch leichteres Fett ersetzt und wir verlieren so langsam schleichend an (Lebens-)Kraft. Den anderen um uns herum scheint es ähnlich zu gehen. Doch anstatt etwas dagegen zu unternehmen, wird kollektiv resigniert: »Man wird ja schließlich nicht jünger«, »Das ist dann ab jetzt eben so«, »Ich bin ja auch schon Mutter, Oma …«, »In meiner Familie sehen alle so aus«. Wie bitte? Nein! Nichts ist einfach nur so, wenn Sie es nicht wollen. Sie dürfen sich in Ihrer Haut, in Ihrem Körper wohlfühlen. Zu jeder Zeit, an jedem Tag, in jedem Alter.

Natürlich werden Sie älter. Aber vergessen Sie bitte nie, was für ein Wunderwerk Ihr Körper ist. Zelle für Zelle erneuert er sich permanent. Was jedoch nicht heißt, dass Ihr Körper nicht auch froh über ein bisschen Hilfe wäre. Und Sie ahnen es vermutlich schon: Bewegung hilft. Wir würden uns die Hauptzivilisationskrankheiten ersparen, wenn wir nur ein bisschen aktiver wären. Super. Supereinfach.

SPORT? AM BESTEN TYPGERECHT!

Darüber hinaus kann jede Form von Bewegung ein extrem guter Weg zurück zu sich selbst sein. Es beginnt mit der Frage: Welche Bewegung, welchen Sport mag ich eigentlich? Über: Wozu mache ich Sport? Bis hin zu: Was will ich? Wie funktioniere ich heute? Wie morgen? Und: Wie hätte ich es gern?

Durch meine persönlichen Erfahrungen und durch die als Trainerin weiß ich: Was dem einen guttut, kann für den anderen ganz schrecklich sein. Worauf der eine Körper spitzenmäßig reagiert, kann bei einem anderen so gut wie ergebnislos bleiben. Genauso bringt jede Lebensphase verschiedene Bedürfnisse und Anforderungen mit sich.

Jede Bewegung birgt das Potenzial in sich, uns sehr deutlich zu zeigen, wie sehr oder wenig wir gerade in Balance sind, wo wir steif und unbeweglich sind, wo es vielleicht zwickt und zwackt, wie stark oder schwach wir sind. Bewegung verbindet Körper und Geist und holt uns in den Augenblick zurück, ins Jetzt. Dadurch gewinnen wir wertvolle Energie für alle anderen Lebensbereiche und Ebenen.

Nicht jeder muss Sport treiben, um fit zu sein. Allerdings reichen für die meisten Menschen die alltäglichen körperlichen Belastungen nicht mehr aus, um leistungsfähig zu bleiben. Der zunehmende Bewegungsmangel ist so etwas wie eine nicht ansteckende Krankheit. Für die WHO steht er sogar an vierter Stelle der Sterberisiken. Doch statt der Masse oder Perfektion hinterherzujagen, sollten Sie lieber individuelle Lösungen für sich finden.

Was sich vielleicht etwas kompliziert anhört, ist eigentlich ganz einfach:

→ Glauben Sie fest daran, dass Sie es schaffen.
→ Schieben Sie den Schweinehund beiseite.
→ Fangen Sie an.

→ Verändern Sie, verbessern Sie, nur hören Sie nicht beim ersten Rückschlag wieder auf.
→ Hören Sie auf Ihr Gefühl.
→ Belastung ist gut. Dadurch werden wir stärker. (ÜBER-Belastung ist etwas anderes.)
→ Sie sind gut, wie Sie sind. Bewegung hilft Ihnen das zu erkennen – und anzunehmen.

KLEINES ÜBUNGS-EINMALEINS

Sport ist nicht gleich Sport, und nicht jede Übung erzielt jeden Tag den gleichen Wohlfühleffekt. Manchmal muss es etwas härter zur Sache gehen, weil wir im Kopf derart auf Hochspannung sind, dass auch der

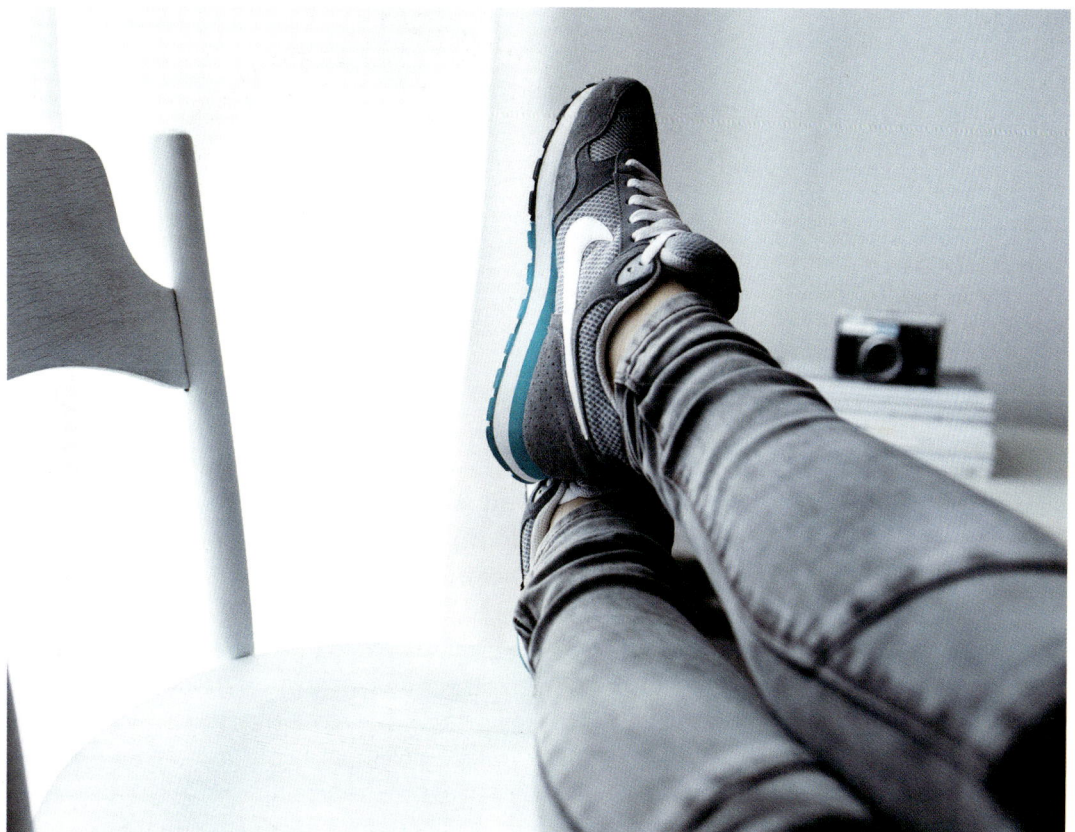

Ruhepausen sind wichtig. Verwechseln Sie aber nicht Erholung mit Erschlaffung. Anspannung und Entspannung sollten im Gleichgewicht bleiben.

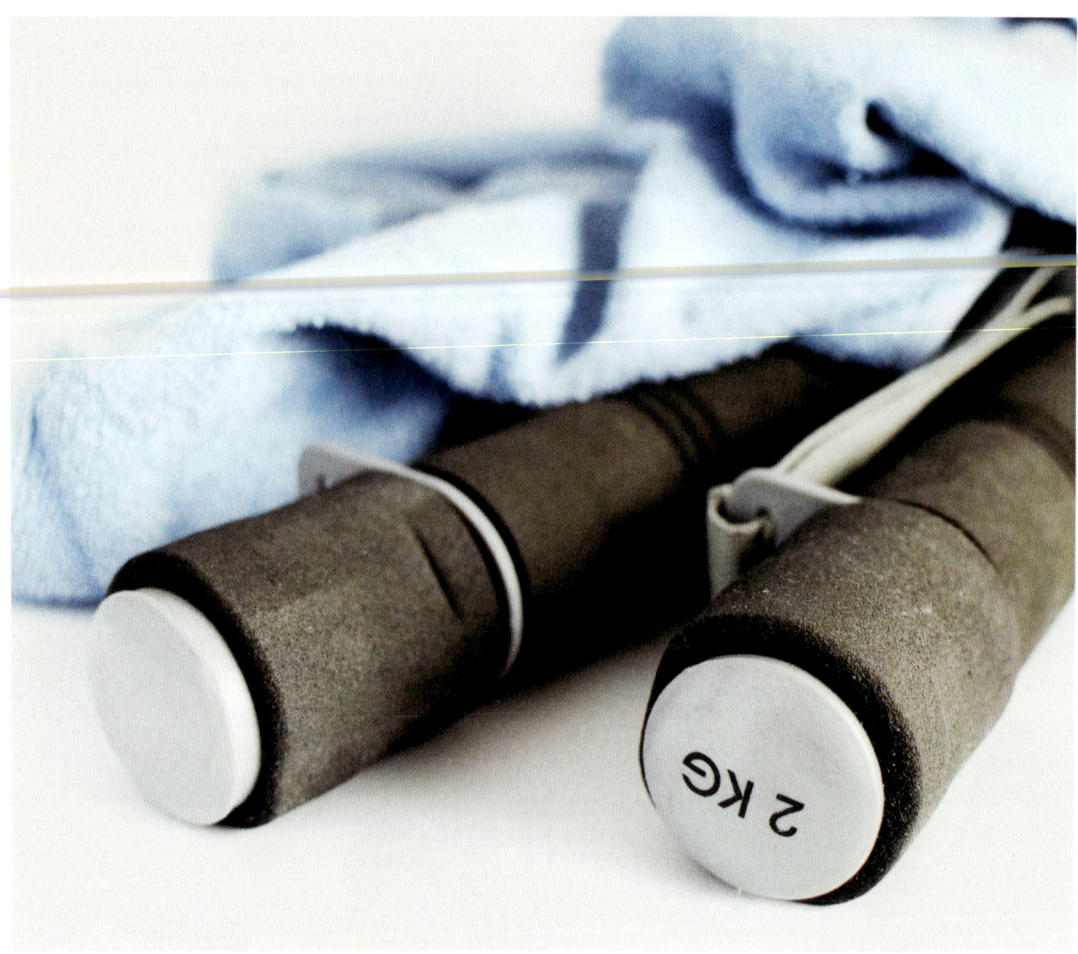

Manchmal will man weiter gehen. Bei vielen Fitness-Minis bietet sich dazu das Training mit Gewichten an.

Körper richtig Gas geben will. Ebenso gibt es Phasen, da fühlen wir uns eh schon schlapp und ausgelaugt. Und dann sollen wir uns noch auspowern? Woher die Energie dafür nehmen? An solchen Tagen sollten Sie lieber nichts erzwingen, sondern sanft zu sich sein. Entweder entdecken Sie nach ein bisschen Recken und Strecken, dass doch noch etwas mehr geht. Oder es ist genau die Portion Bewegung, die Ihnen heute guttut und hilft, am nächsten Tag wieder schwungvoll aus dem Bett zu steigen.

Für jede Lebenssituation gibt es passende Übungen, für besondere Zeiten genauso wie für besondere Ziele und Herausforderungen. Strandurlaube zum Beispiel, für die wir uns straffere Beine, einen flacheren Bauch und einen knackigeren Po wünschen. Oder eine Party, bei der das Lieblingsoutfit nicht spannen soll. Oder einen wichtigen Geschäftstermin, bei dem man uns die innere Aufrichtigkeit und Standfestigkeit auch ruhig äußerlich ansehen darf. Nicht zu vergessen all jene Situationen im Leben, in denen wir froh sind, wenn wir uns wohl in unserem Körper fühlen und mit Ruhe und Gelassenheit reagieren können.

Ihr Körper zeigt Ihnen (und lässt Sie spüren), wie viel Kraft in Ihnen steckt. Wie beweglich Sie sind. Ob Sie sich aufrecht halten und wie es gerade um Ihre Balance und Koordination bestellt ist. Mit gezieltem Training können Sie jeden dieser Bereiche ausbauen, festigen und fördern.

Deshalb werden auch die »Fitnesshäppchen« ab Seite 22 so serviert, dass Sie schnell das passende für sich finden: schlanke Beine, straffer Bauch, schöne Arme, Beweglichkeit, Spannung, Entspannung … Schnappen Sie sich Ihren Moment und die entsprechende Übung. Profisportler hüpfen und rennen auch nicht einfach drauflos. Kombinieren Sie die Zielorientierung des Profis mit der Liebe und Leidenschaft des Amateurs – und geben Sie sich ganz und gar dem Genuss der Bewegungen hin. Sie müssen nicht mit der athletischen Weltspitze wetteifern. Sie dürfen es locker angehen und Spaß haben, für Ihr persönliches Wohlbefinden. Für Ihre Gesundheit.

Und damit Sie nicht nur sehen, was Sie sich alles Gutes gönnen dürfen, sondern auch gleich, wann und wo sich unentdeckte Sportmöglichkeiten in Ihrem Tag verstecken, präsentiere ich Ihnen viele der Übungen als Serviervorschläge. Quasi ein »So könnte Ihr Fitness-Mini aussehen«. Wenn Sie die Übung dann lieber nicht an der Couch, sondern am Bettrand machen möchten, bitte schön. Wenn Sie morgens länger in der Küche als im Bad sind, dann verlegen Sie Ihre Fitness-Minis vielleicht dahin. Und wenn Sie nie Auto fahren, Ihnen die Übungen aber gefallen, probieren Sie einfach, wann und wo Sie stattdessen auf sie zurückgreifen könnten, zum Beispiel in der S-Bahn, auf der Toilette oder zu jeder vollen Stunde am Schreibtisch. Kombinieren und genießen Sie *Ihre* Fitness-Minis ganz nach Ihrem Geschmack, Ihren Möglichkeiten und Ihren Zielen.

IHRE NEUEN ÜBUNGSORTE

Bei der Auswahl der Orte, an denen die verschiedenen Fitness-Minis für dieses Buch fotografiert wurden, habe ich mich am Alltag meiner Kunden (und vermutlich der Mehrheit der Bevölkerung) orientiert:

GEZIELTES TRAINING

Sicherlich werden Sie nach einiger Zeit des Übens, Praktizierens und Trainierens feststellen, dass einzelne Übungen zwar von mir einer bestimmten Körperregion zugeordnet wurden, aber wie zum Beispiel die Lovely Legs auch den Po straffen oder wie der Bikini-Belly auch den Rücken erfreuen. Alles in unserem Körper ist in Verbindung miteinander. Ein herrliches Geflecht aus trainierbarem Bindegewebe. Natürlich gibt es Übungen, die einzelne Muskelgruppen mehr isolieren als andere. Finden Sie es heraus und trainieren Sie so, wie Sie sich wohlfühlen. Sie kennen Ihren Körper am besten. Ich serviere Ihnen die Vorschläge, Sie testen und fühlen. Geduldig und genau bitte, so haben Sie den größtmöglichen Nutzen und – nicht zu vergessen – Genuss.

Im Schlafzimmer sollten Sie sich entspannen können, um frisch und voller Elan in den Tag zu starten oder abends ruhig und zufrieden einzuschlafen. Manchmal dreht das Kopfkino jedoch eine Dauerschleife und dann helfen auch hier kleine Bewegungseinheiten, um neue Kraft zu tanken, wieder in Schwung zu kommen oder Verspannungen zu lösen und den Motor herunterzufahren.

Das Wohnzimmer geht immer. Hier gibt es so viele Möglichkeiten und Momente, sich das ein oder andere Fitness-Mini zu schnappen.

Im Kinderzimmer sind Eltern ja häufiger einfach nur Statisten. Zuschauen, staunen, loben oder einfach nur dabeisitzen macht natürlich Spaß und ist wichtig für die Eltern-Kind-Bindung. Es gibt hier aber auch herrliche Gelegenheiten für ein paar Miniworkouts. Und vielleicht sportelt das Kind gleich mit.

Das Bad ist ein herrlicher Platz, um Routine zu entwickeln. Ich gönne mir zum Beispiel immer ein »Fitnesshäppchen« beim Zähneputzen. Nicht immer das gleiche, aber irgendetwas mache ich. Immer! Vielleicht fragen Sie sich ab jetzt vor dem Duschen, wie viele Fitness-Minis Sie heute schon hatten. Verpasste Chancen können Sie auf der Stelle nachholen, sich auspowern und die anschließende Dusche dann umso mehr genießen.

Die Küche ist ehrlich gesagt einer meiner Lieblingssportplätze. Wer gerne isst, verbringt hier auch ziemlich viel Zeit. Der Wasserkocher, die Espressomaschine, alles rattert, blubbert und brutzelt und wir stehen in der Regel daneben und machen: nix. Das darf sich gern ändern.

Der Flur ist eine zu Unrecht völlig unterschätzte Fitnessoase. Wir durchkreuzen und queren ihn so oft am Tag und könnten dabei jedes Mal kurz innehalten und uns ein Fitness-Mini gönnen. So einfach. So nebenbei. Und so effektiv.

Das Büro wird zwar oft als Bewegungsraum empfohlen, leider aber wenig genutzt. Einzelbüros sind seltener Luxus und kaum jemand mag sich vor den Kollegen blamieren. Jetzt aber gibt es unauffällige, effektive Bewegungen für den Frischekick zwischendurch. Keiner sieht's, keiner merkt's.

Das Treppenhaus würde ich grundsätzlich dem Fahrstuhl vorziehen. Wer allerdings Hüft- oder Gelenkprobleme hat, neigt meist zu Ausweichbewegungen und belastet sich dann auch bei dieser Anstrengung wieder sehr einseitig. Erst recht mit schweren Taschen und Einkaufstüten. Dann lieber Fahrstuhl mit kontrollierten Bewegungen, bei denen alle Muskeln und Gelenke gleich stark gefordert werden.

Das Auto: Wenn wir schon bis vor jede Tür fahren, können wir uns die Wartezeit an der Ampel oder im Stau wenigstens etwas bewegter gestalten. Und natürlich schadet es auch nicht, kurz innezuhalten, bevor wir losfahren und uns in den Verkehr stürzen oder zum nächsten Termin eilen.

Die Bushaltestelle bremst uns auf den ersten Blick aus, schenkt uns aber gerade dadurch auch herrliche Bewegungszeit.

BEWEGUNG RUND UM DIE UHR

Wie Sie sicherlich schon bemerkt haben, geht es mir mit diesem Buch nicht darum, Ihnen ein weiteres »Du sollst …«, »Du musst …« und vor allem kein »Noch mehr« aufzubürden, sondern darum, Ihnen einen liebevollen Umgang mit sich selbst und Ihrem Körper zu ermöglichen. Deshalb habe ich mich bei den Fitness-Minis ab Seite 24 auch bewusst gegen eine Angabe von Schwierigkeitsgraden oder Wiederholungszahlen entschieden. Es gibt keine schwierigen Übungen, sondern nur Herausforderungen, die Sie mit etwas Übung früher oder später meistern. Sie schaffen das. Wirklich!

Schieben Sie das ewige schlechte Gewissen in die Ecke, den Schweinehund am besten gleich mit und fangen Sie einfach an. Vielleicht schnappen Sie sich jeden Tag erst einmal ein Fitness-Mini, vielleicht auch immer dasselbe, oder werden immer im Bad, immer im Flur, immer in der Küche oder zu einer festen Zeit oder bei einer bestimmten Tätigkeit aktiv. Wie Sie mögen. Sie dürfen alles, vor allem anfangen. Nach und nach werden Sie sich besser fühlen. Sie werden beginnen, neue Bewegungsmöglichkeiten zu sehen und Routine zu entwickeln.

Auch ich spüre täglich die Hektik des Alltags, aber mein Training lasse ich nur weg, wenn ich krank bin oder meine Periode habe. An allen anderen Tagen mache ich die Seitrutschen und Liegestütze vor dem Frühstück, trainiere beim Zähneputzen die Beine, laufe im Sumogang durch die Wohnung, springe, übe und freue mich über all diese wohltuenden Minihäppchen, die in ihrer Gesamtheit extrem effektiv sind, nur so viel alltagstauglicher.

Viele meiner Freunde finden mich unglaublich diszipliniert. Aber das bin ich gar nicht. Ich habe einfach Spaß an Bewegung und habe Routine entwickelt, so wie wir für alle anderen wichtigen Bereiche unseres Lebens Routinen entwickeln. Wenn einmal ein Tag kommt, der zunächst nicht trainingskompatibel erscheint, weil kaum Zeit ist oder sich zum Beispiel im Urlaub die Umstände ändern, dann hilft mir genau das: die Routine. Und schon sehe ich wieder Lösungen statt Hindernisse. Entwickeln auch Sie Ihre Routine. Denn was uns guttut, das halten wir fest und wollen es immer wieder. Daher ist es mir besonders wichtig, dass Sie freudig und neugierig überhaupt erst einmal beginnen. Wie, wo und wann und natürlich auch wie viel, bestimmen Sie.

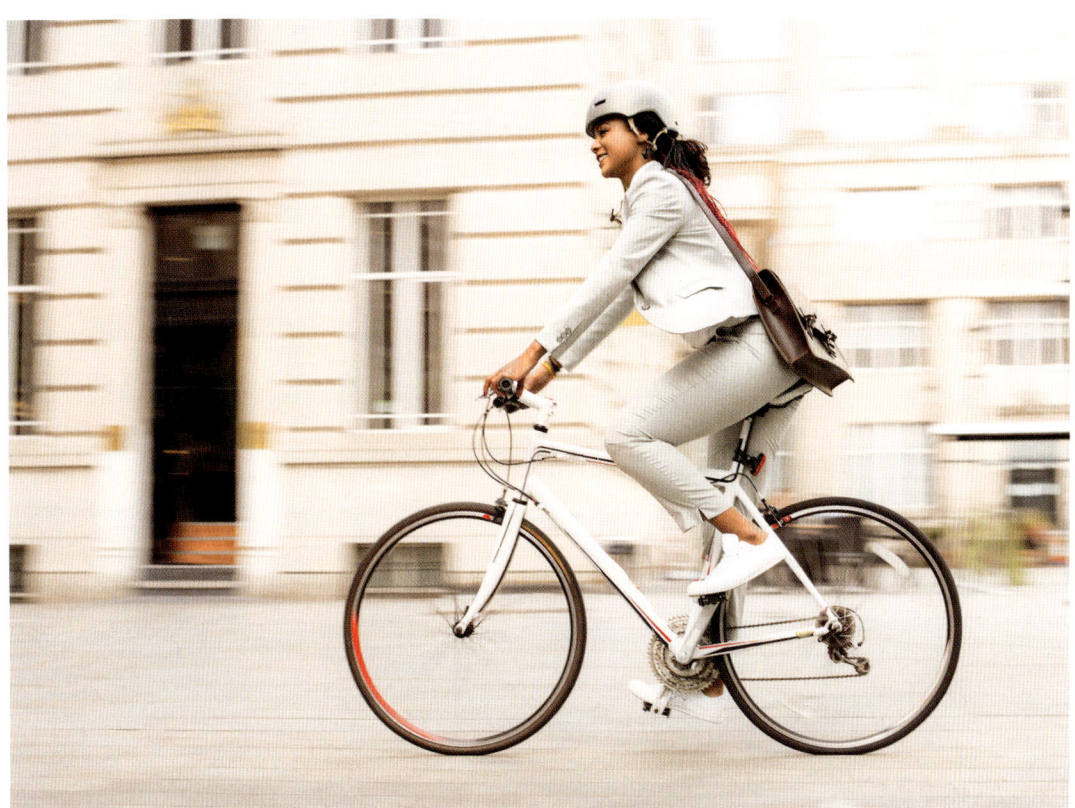

Zur Arbeit radeln statt Auto fahren: auch das ist Sport. Atmen Sie durch, genießen Sie die Bewegung und speichern Sie das gute Gefühl als Erfolgserlebnis ab.

19

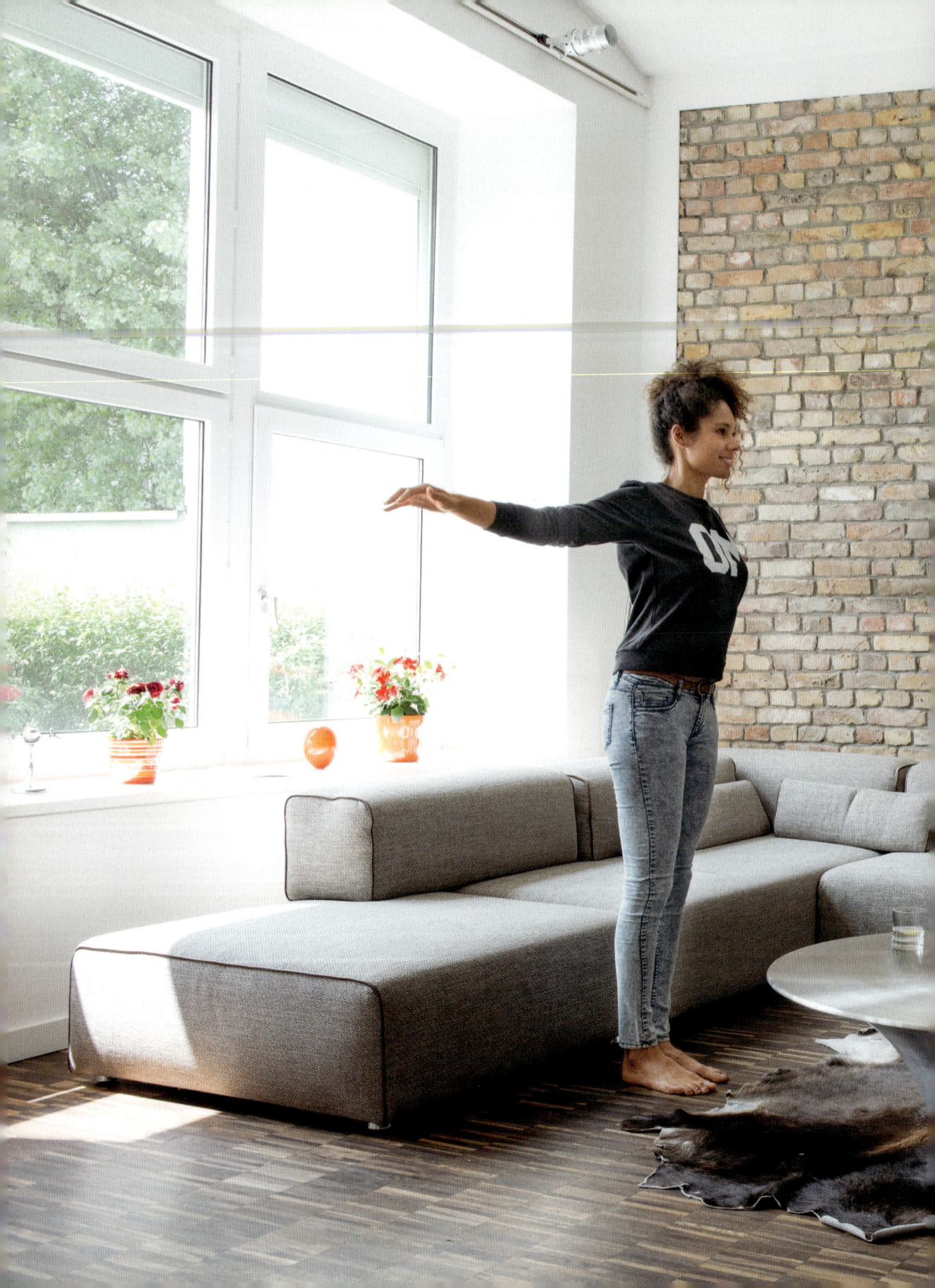

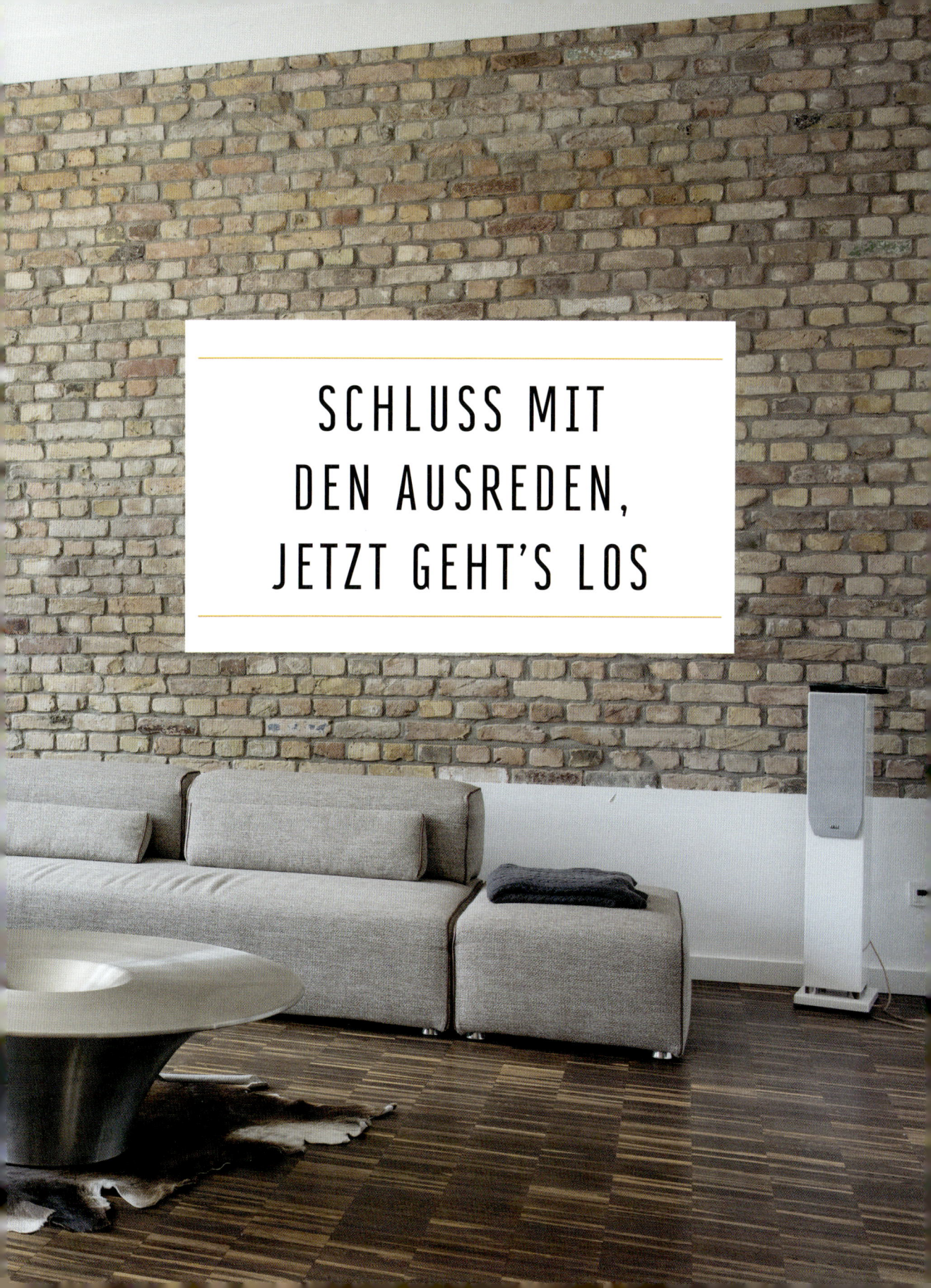

SCHLUSS MIT DEN AUSREDEN, JETZT GEHT'S LOS

BIKINI-BELLY

WORKOUT FÜR EINEN FLACHEN BAUCH

Die meisten Frauen in der westlichen Industriegesellschaft denken, sie wären nur dann attraktiv, wenn sie schlank sind. Ein flacher Bauch signalisiert in ihren Augen: »Ich bin gesund, ich bin vital und ich bin nicht schwanger … Also, lieber Mann, entscheide dich für mich.« Für meine Kundinnen ist »Bauchtraining« daher ein Zauberwort. Schließlich hätte wirklich jede gern einen flachen Bauch und eine schmale Taille.

Inzwischen weiß zwar wahrscheinlich jeder Freizeitsportler, dass sich ungewünschtes Körperfett nach eigenen Regeln abbaut und erst die Kombination aus gesunder Ernährung und gezielter Bewegung den mühsam antrainierten Sixpack unter den Pölsterchen hervorzaubert. Trotzdem würde ich an dieser Stelle den Fokus gern etwas vom harten Training weglenken, hin zu mehr Mut zur Weiblichkeit. Viel wichtiger sind für unser Schönheitsempfinden nämlich stimmige Proportionen, wie zum Beispiel ein harmonisches Verhältnis von Taille zu Hüfte (Waist-to-Hip-Ratio oder kurz WHR).

Seit Jahrzehnten liegt das ideale Taillen-Hüfte-Verhältnis konstant bei etwa 0,7 – und das, obwohl die Schönheitsideale durchaus schwankten. Ikonen wie Marilyn Monroe, Sophia Loren, Twiggy und Kate Moss: Sie alle eint, trotz ihrer unterschiedlichen Gewichtsklassen, eine WHR von etwa 0,7.

Ach so: Wenn Sie Ihre persönliche WHR ermitteln wollen, müssen Sie nur Ihren Taillenumfang durch Ihren Hüftumfang dividieren. Ein Beispiel: 63 cm Taillenumfang geteilt durch 90 cm Hüftumfang ergibt 0,7.

SCHNAPPEN SIE SICH EIN FITNESS-MINI FÜR DEN BAUCH.
VERGESSEN SIE ABER NICHT, AUCH IHRE KURVEN ZU FEIERN.

Wer es schafft, tatsächlich nur die Bauchmuskulatur anzuspannen, ohne dass dabei die Gesichtsmuskulatur entgleist, kann mit dem folgenden Fitness-Mini immer und überall die gesamte Bauchmuskulatur trainieren.

FAUCHENDE KATZE

1. Sitzen Sie gerade und aufrecht, der Hals ist lang, die Schultern sind weg von den Ohren. Als kleine Hilfestellung können Sie Ihre Daumen an den Rippenbogen und den kleinen Finger an die Hüftknochen legen.

2. Atmen Sie als Vorbereitung ein-, zweimal tief ein und aus.

3. Mit der nächsten Ausatmung pressen Sie wortwörtlich so schnell wie möglich – Schhhh – alle Luft aus Ihren Lungen und ziehen gleichzeitig den Bauchnabel tief und schnell nach innen und die gesamte Bauchmuskulatur zusammen. Sie sehen und spüren dabei deutlich, wie sich der Abstand zwischen Daumen und kleinem Finger verringert.

4. Halten Sie den Atem an und mit ihm diese Spannung – für 8 bis 10 Sekunden.

5. Anschließend lösen Sie die Spannung wieder auf und atmen tief ein und aus.

6. Wiederholen Sie die Übung, sooft Sie mögen. Achten Sie jedoch auf eine ausgleichende Zwischenatmung.

VARIANTE Ich mache diese Übung gern auf dem Fußboden im Vierfüßlerstand, zum Beispiel nachdem ich mir die Nägel lackiert habe. Nach 8 bis 10 Wiederholungen ist der Bauch trainiert und der Lack trocken.

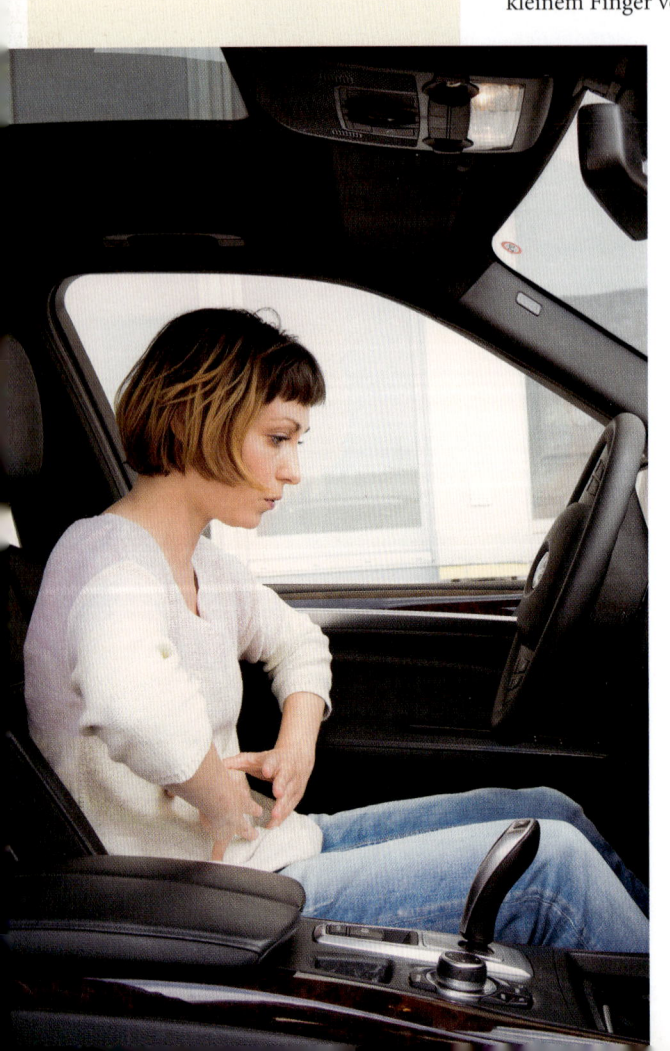

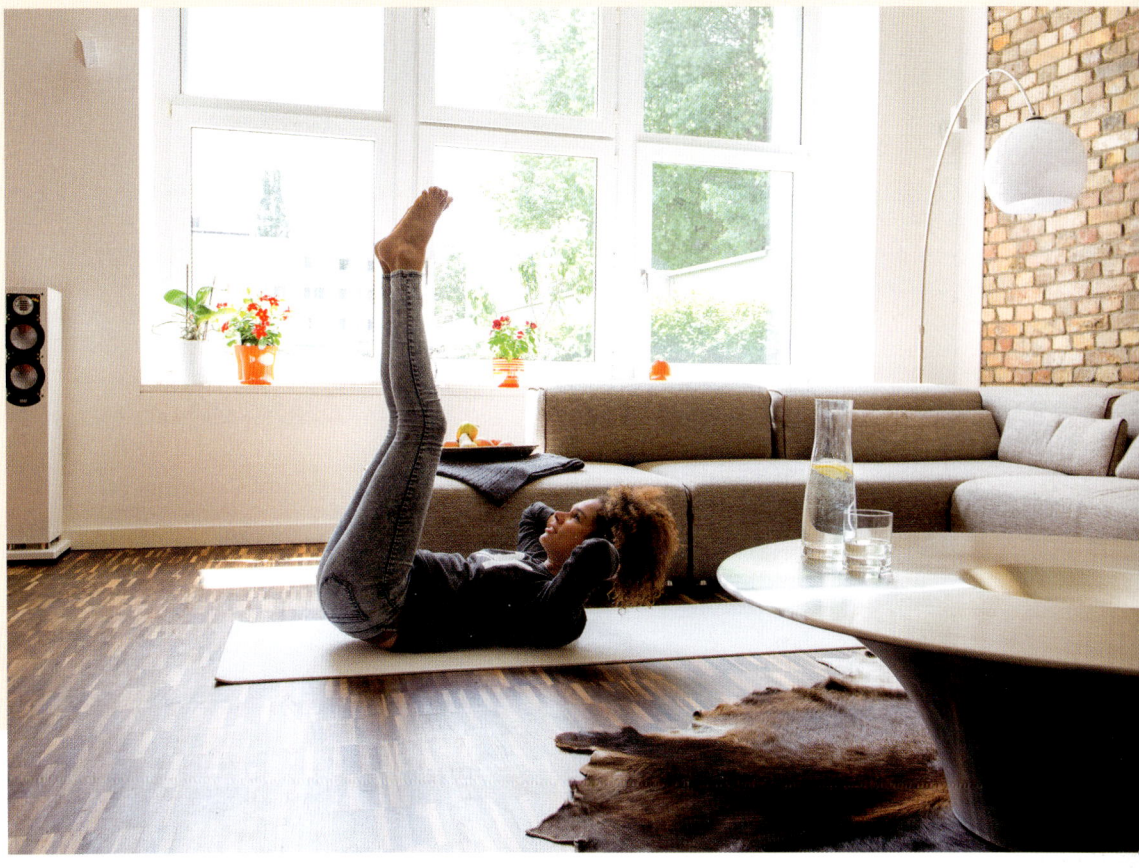

Diese Übung habe ich von Julie, einer wunderbaren Yogalehrerin. Ich mache sie nahezu täglich, weil sie so herrlich effektiv die untere Bauchmuskulatur trainiert.

JULIES SCHRAUBE

1. Legen Sie sich auf den Rücken und strecken Sie beide Beine lang nach oben Richtung Decke.

2. Ziehen Sie nun Ihre Sitzbeinhöcker zusammen und heben Sie mit dieser Spannung Ihr Gesäß kontrolliert vom Boden.

3. Einatmen, absenken, ausatmen, Sitzbeinhöcker zusammenziehen und Gesäß anheben.

4. Keine Sorge, wenn Sie Ihr Gesäß nur wenig anheben können. Trainieren Sie weiter und heben Sie Ihren Po kontrolliert mit Muskelkraft. Erzwingen Sie diese Bewegung nicht mit Schwung. Nach und nach werden Ihre Bauchmuskeln stärker und der Abstand zum Boden wird zunehmend größer.

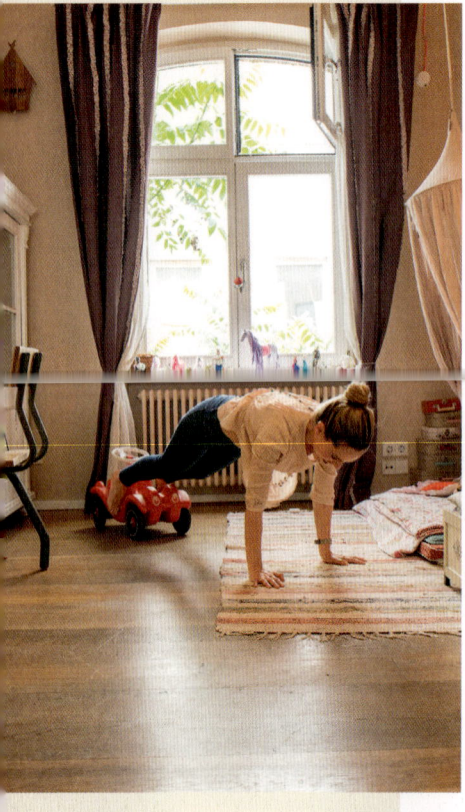

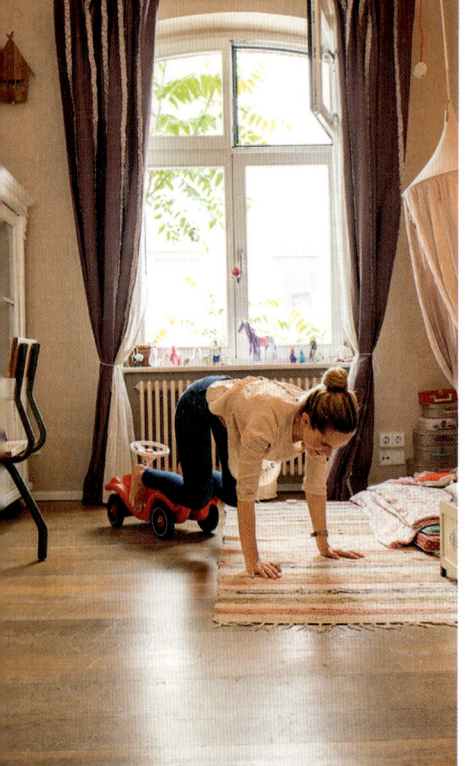

BOBBY-CAR-QUICKIE

Wer braucht schon teure Fitnessgeräte? Die Ganzkörperspannung lässt sich auch mit einem Bobby-Car trainieren. Oder Sie stellen die Füße einfach auf ein Handtuch und imitieren die Übung auf glattem Boden.

1. Kommen Sie in eine Liegestützposition und stellen Sie beide Füße in Fahrtrichtung auf das Bobby-Car.
2. Ziehen Sie den Bauchnabel ein und spannen Sie die Bauchmuskulatur an. Beugen Sie nun Ihre Beine und ziehen Sie das Bobby-Car zu sich heran.
3. Beim Ausatmen strecken Sie die Beine wieder, beim Einatmen ziehen Sie sie erneut an. Ihr Blick ruht während der ganzen Übung auf Ihren Händen.
4. Schützen Sie Ihren unteren Rücken, indem Sie die Bewegung langsam und kontrolliert durchführen. Vermeiden Sie es unbedingt, in der Streckung ins Hohlkreuz zu fallen. Also: Bauch schön fest und kontrolliert absenken.

← KÖRPERSPANNUNG HALTEN

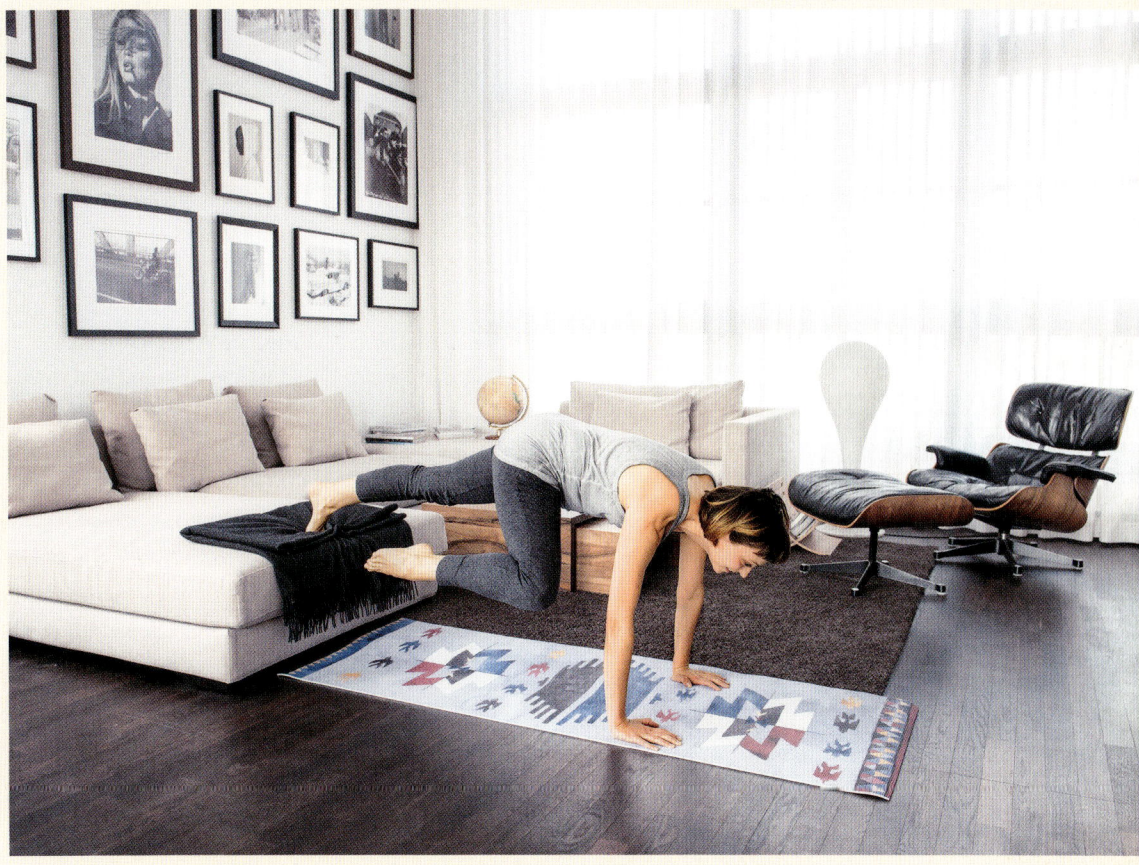

Fernsehabend und ein straffer Bauch? Das muss kein Widerspruch sein, im Gegenteil. Mit der folgenden Übung dürfen sich Anspannung und Entspannung abwechseln.

KNIEKICK

1. Kommen Sie in eine Liegestützposition: Stellen Sie beide Hände vor der Couch auf den Boden ab und legen Sie beide Füße auf das Sitzpolster der Couch.
2. Ziehen Sie nun im Wechsel das rechte Knie an den rechten Ellbogen und anschließend das linke Knie zum linken Ellbogen.
3. Achten Sie auf einen geraden Rücken. Ihr Blick geht zum Boden, sodass Ihr Hals lang bleibt.

VARIANTE Wenn Sie weiter gehen möchten, kicken Sie einmal rechts und links und machen dazwischen immer noch einen Liegestütz. Oder Sie machen einen Liegestütz, *während* Sie das Knie zum Ellbogen ziehen.

Auch die seitliche Bauchmuskulatur lässt sich schnell und effektiv trainieren. Sie brauchen nicht mehr als einen (unbeobachteten) Moment für sich und dazu einen sicheren, stabilen Stuhl.

HIN UND HER

1. Setzen Sie sich gerade hin, der Hals ist lang, die Schultern sind weg von den Ohren, und stützen Sie Ihre Arme in die Seiten.

2. Schlingen Sie Ihre Füße um die Stuhlbeine, damit sie einen sicheren Halt finden.

3. Atmen Sie ein und ziehen Sie sich noch einmal lang nach oben, so als zöge jemand an einem unsichtbaren Faden an Ihrem Scheitel. Mit der nächsten Ausatmung beugen Sie sich dann so weit wie möglich zur Seite.

4. Mit dem Einatmen kommen Sie zurück zur Mitte und strecken sich wieder lang. Beim nächsten Ausatmen beugen Sie sich dann zur anderen Seite. Immer abwechselnd: hin und her, hin und her.

VARIANTE Spielen Sie ruhig ein bisschen mit der Position Ihrer Arme. Die Intensität der Übung verändert sich zum Beispiel, wenn Sie die Arme hinter dem Kopf verschränken oder lang nach oben strecken.

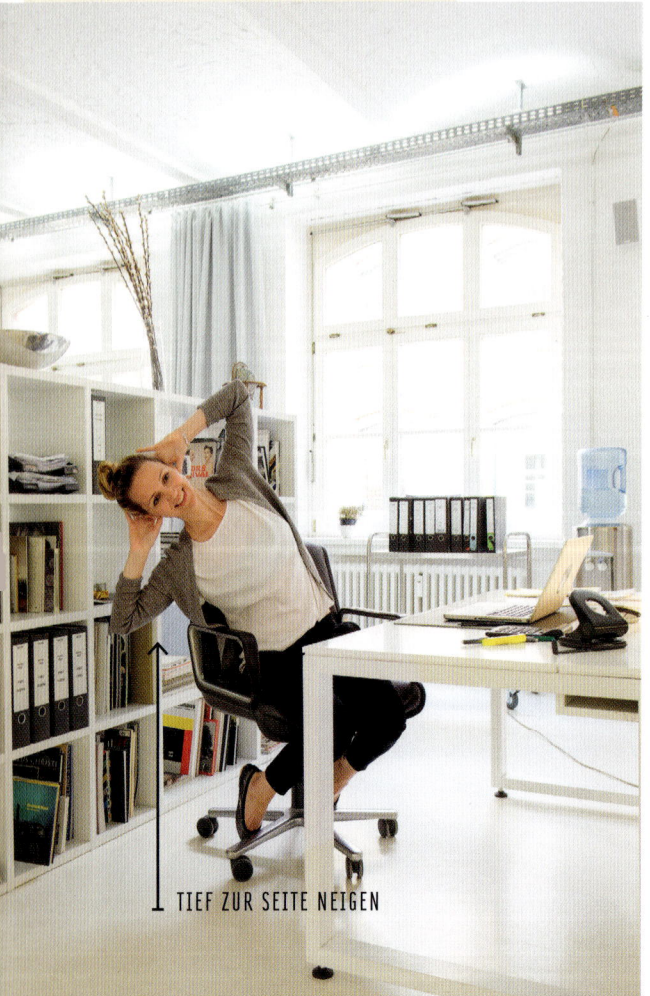

TIEF ZUR SEITE NEIGEN

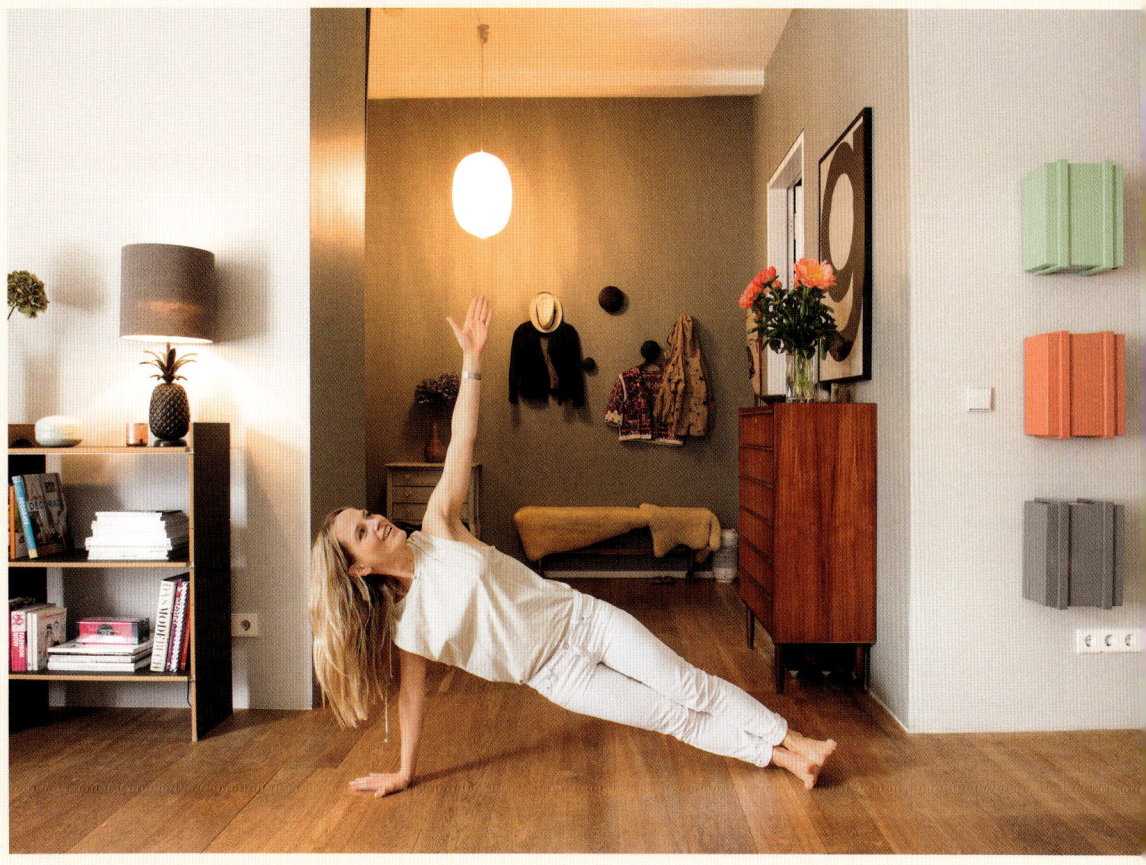

Einfach, effektiv, effizient, außerdem platzsparend und variantenreich: Ein Seitstütz geht immer und ist eine Wohltat für Ihre Stützkraft und die seitliche Bauchmuskulatur. Braucht man mehr?

SEITSTÜTZ

1. Kommen Sie in eine Liegestützposition.

2. Drehen Sie sich zur Seite, bis Hüften und Füße übereinanderliegen und Sie einen Arm lang Richtung Decke strecken können.

3. Wenn Sie die Balance gut halten können, folgt Ihr Blick der oberen Hand. Der Hals bleibt dabei lang, der Bauchnabel eingezogen.

4. Biegen Sie Ihre Körpermitte wie einen Bogen sanft zur Decke. Halten Sie die Spannung, so lange Sie es schaffen, und wiederholen Sie die Übung, sooft Sie mögen. Seitenwechsel nicht vergessen.

VARIANTE Wer weiter gehen möchte, hebt und senkt am höchsten Punkt sanft für wenige Zentimeter die Hüfte. Und wem das noch nicht genügt, der hebt das obere Bein an.

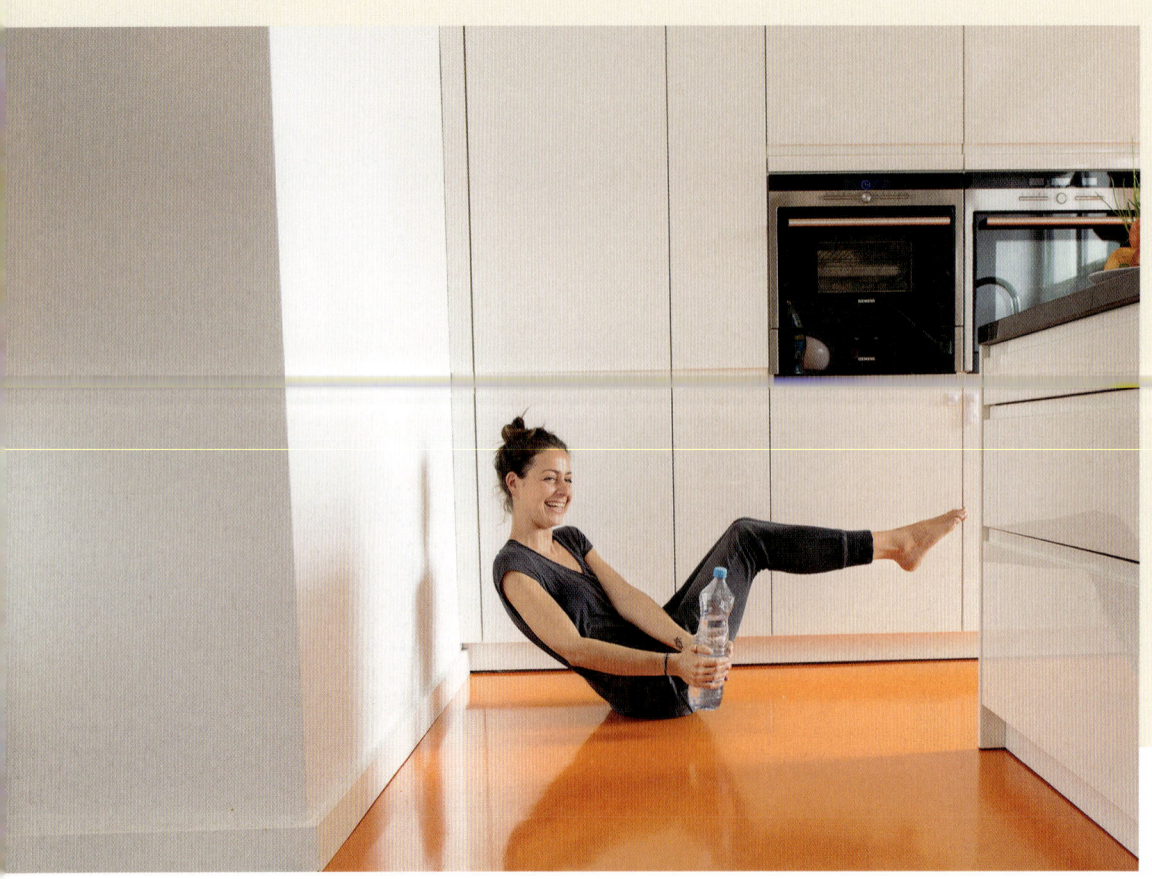

Ein All-Time-Favorite, der schon in viele Fitnesskonzepte integriert wurde, weil er so herrlich effektiv die Bauchmuskulatur strafft und stärkt.

RUSSIAN TWIST

1. Setzen Sie sich mit angewinkelten Beinen auf den Boden.

2. Heben Sie beide Füße vom Boden und lehnen Sie sich mit dem Oberkörper etwas zurück.

3. Legen Sie beide Hände locker übereinander, strecken Sie die Arme und tippen Sie anschließend mit den Händen rechts und links neben sich. Beine und Füße bleiben, wo sie sind, und wackeln nicht wild hin und her. Die Arme bleiben gestreckt und zeichnen einen eleganten Bogen.

VARIANTE Wer weiter gehen möchte, schnappt sich wie Sonja ein »Gewicht«. Alles andere bleibt wie gehabt.

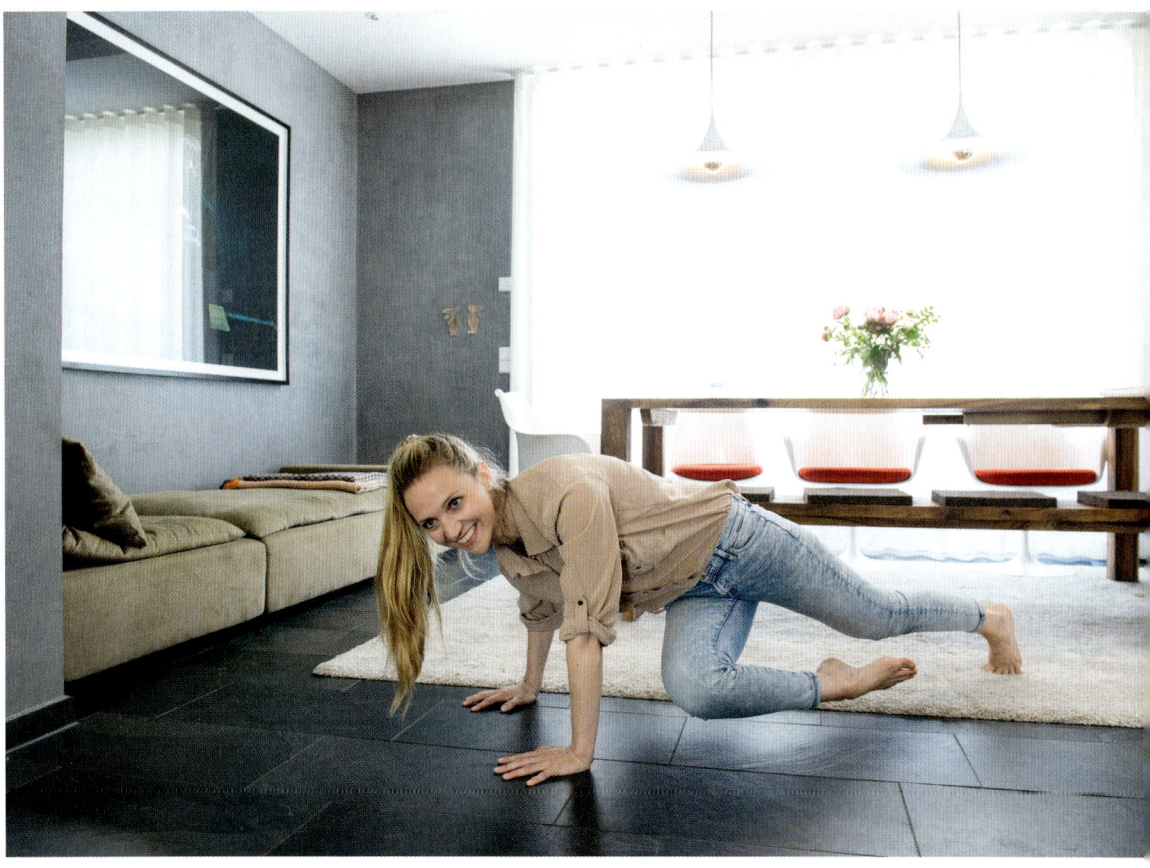

Viele meiner Kundinnen scheuen sich vor Liegestützen. Konnten sie nie, werden sie nie können ... Starke und schön definierte Arme mögen aber auch Frauen gern. Was tun? Bedienen Sie sich am Variantenreichtum. Zum Beispiel an dieser Übung für eine verbesserte Stützkraft der Arme und einen flachen Bauch.

LIEGESTÜTZ-TWIST

1. Kommen Sie in eine Liegestützposition. Ihr Bauch ist fest, der Blick ruht zwischen den Händen, der Hals ist lang und gerade.
2. Winkeln Sie nun Ihr rechtes Bein an und führen Sie das rechte Knie diagonal zum linken Ellbogen.
3. Setzen Sie den rechten Fuß wieder zurück und bewegen Sie das linke Knie zum rechten Ellbogen.
4. Beugen Sie die Arme etwas, um die Bewegung fließender durchführen zu können.

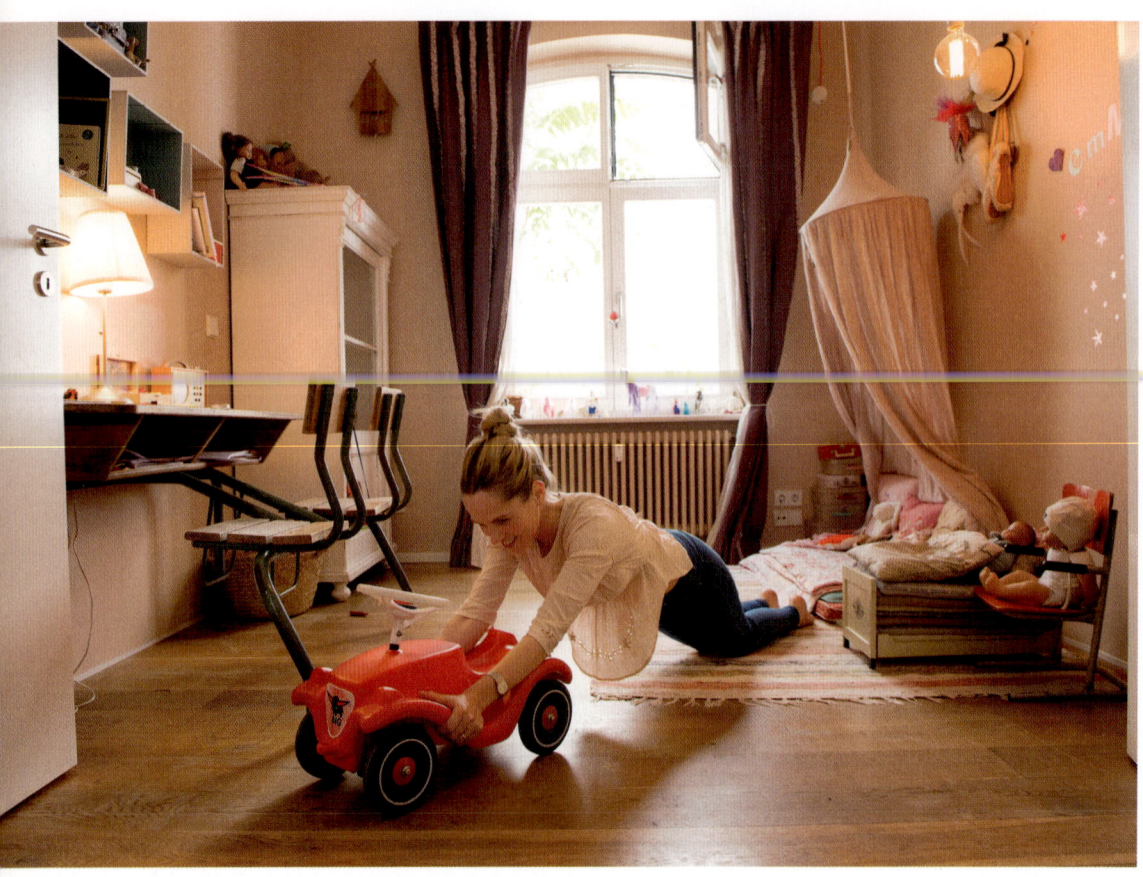

Diese Übung bestätigt mal wieder: Man braucht nicht immer teures Equipment. Nutzen Sie einfach, was Sie zu Hause finden. Bewegung ist, was Sie daraus machen. Zum Beispiel ein tolles Bauchtraining.

BOBBY-CAR- VOR-UND- ZURÜCK

1. Knien Sie sich vor ein Bobby-Car. Ich lege mir dabei immer ein Handtuch oder Kissen unter die Knie, das ist angenehmer.

2. Greifen Sie das Bobby-Car seitlich mit gestreckten Armen.

3. Schieben Sie das Auto erst so weit wie möglich gerade von sich weg und ziehen Sie es dann wieder zu sich heran.

4. Ausatmen, wegschieben, einatmen, heranziehen. Immer weiter.

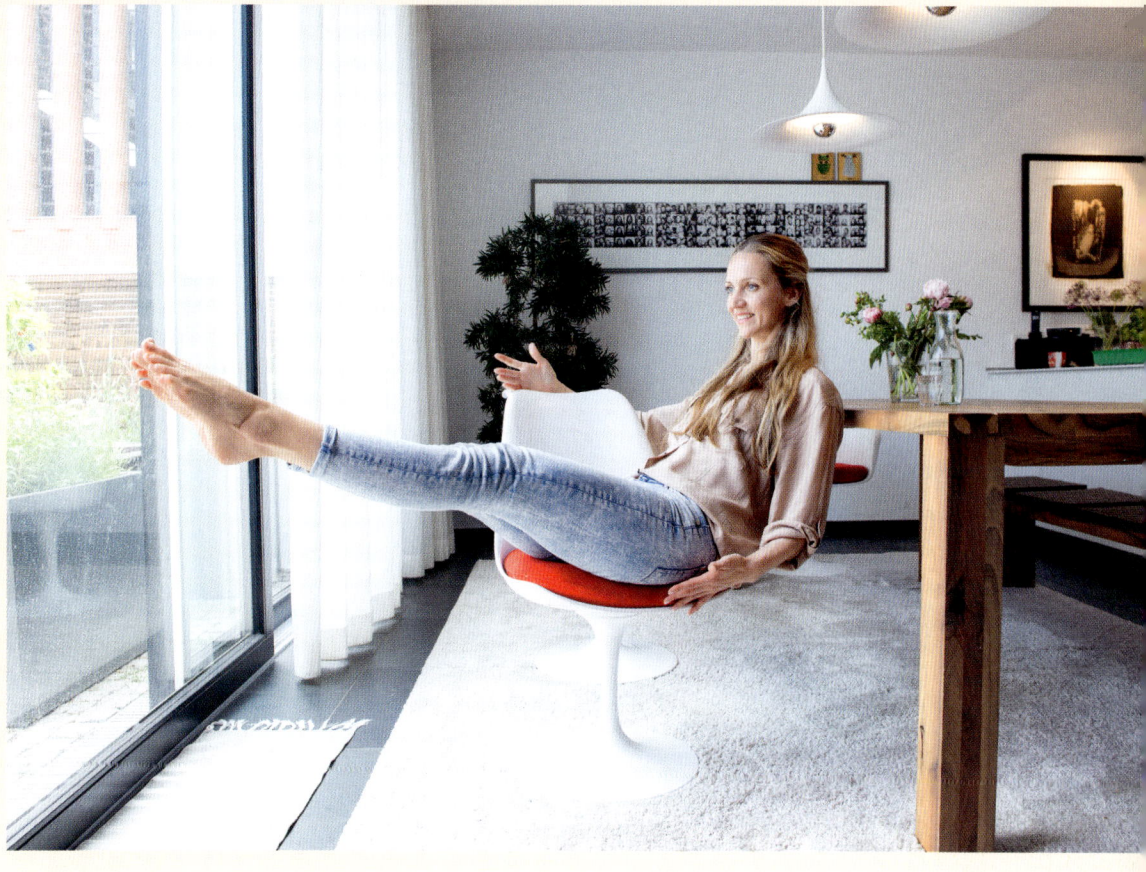

Wann haben Sie das letzte Mal ein Klappmesser gemacht? Keine Ahnung?
Dann wird es höchste Zeit für dieses klasse Bauch-Training.

KLAPPMESSER

1. Setzen Sie sich seitwärts auf einen Stuhl. Halten Sie sich ruhig ein bisschen an der Lehne beziehungsweise Sitzfläche fest.

2. Mit der nächsten Ausatmung strecken Sie gleichzeitig beide Beine lang nach vorn, während Sie sich mit dem Oberkörper so weit wie möglich nach hinten lehnen.

3. Atmen Sie ein und bringen Sie Oberschenkel und Oberkörper wieder zusammen.

4. Weiter so: Beim Ausatmen öffnen und strecken, beim Einatmen zusammenziehen. Der Oberkörper bleibt möglichst gerade.

VARIANTE Sollte diese Übung (noch) zu anstrengend sein, strecken Sie immer nur ein Bein, während das andere angewinkelt bleibt – ähnlich wie beim Fahrradfahren.

LOVELY LEGS

WORKOUT FÜR STRAFFE BEINE

Während Männer sich beim Muskeltraining gern etwas mehr auf ihren Oberkörper konzentrieren, richten Frauen ihr Augenmerk bevorzugt auf die untere Körperhälfte. Neben einem flachen Bauch und einem knackigen Po stehen dabei schöne Beine ganz oben auf der Wunschliste. Und daher sind wir häufig damit beschäftigt, Cellulite zu bekämpfen oder uns eine »Oberschenkellücke« (Thigh Gap) zu zaubern, wie sie viele Models auf den Laufstegen haben.

Dabei ist das eine so wenig ein gesundheitliches Problem wie das andere. Beide sind vielmehr ästhetische Phänomene. Der Begriff Cellulite zum Beispiel wurde erstmals in den 1970er-Jahren in einem New Yorker Schönheitssalon genutzt. Einige Jahre darauf wurde er dann in der »Vogue« aufgegriffen und von da an schwappte die Angst vor den unschönen Dellen rasant über.

Auch wenn die Medizin der Meinung ist, Cellulite wäre eine völlig normale Folge der weiblichen Bindegewebsstruktur, steigert es natürlich den Umsatz der Kosmetikkonzerne, wenn Frauen das Gefühl haben, genau das Gegenteil sei der Fall. Längst wird Cellulite daher eher wie eine Krankheit wahrgenommen.

Bewegung und Sport können zwar helfen, Fettgewebe zu reduzieren. Darüber hinaus gibt es aber verschiedene Gründe, warum bei manchen Frauen das Bindegewebe eher schlapp macht als bei anderen. Setzen Sie sich daher nicht allzu sehr unter Druck. Nutzen Sie einfach die folgenden Fitness-Minis, um sich Bewegung und Kraft zu schenken, und genießen Sie die Tatsache, dass die Beinmuskulatur besonders viel Fett verbrennt, eher als nettes Nebenprodukt.

ZEIGEN SIE MIT IHREN BEINEN,
WIE SIE IM LEBEN STEHEN UND GEHEN.

Diese Übung ist koordinativ recht anspruchsvoll. Dafür heizt sie Ihrer gesamten Beinmuskulatur ordentlich ein. Es lohnt sich also.

FERSEN-LIFT

1. Kommen Sie in die Hocke – so tief, dass sich Ober- und Unterschenkel im 90-Grad-Winkel zueinander befinden. Das ist Ihre Ausgangsposition

2. Nun heben und senken Sie Ihre Fersen. Nur die Fersen! Der Po bleibt die ganze Zeit über schön tief.

VARIANTE Wer diese Übung mag und etwas weiter gehen möchte, darf sich einen Ball, eine Wasserflasche oder ein Kissen zwischen die Knie klemmen. Während die Fersen sich heben und senken, wird dann zusätzlich der Ball, die Flasche oder das Kissen mit beiden Knien fest zusammengedrückt und die Oberschenkelinnenseite noch mehr beansprucht. Aber Vorsicht: Die Knie sollten gerade über den Sprunggelenken bleiben. Also keine X-Beine machen.

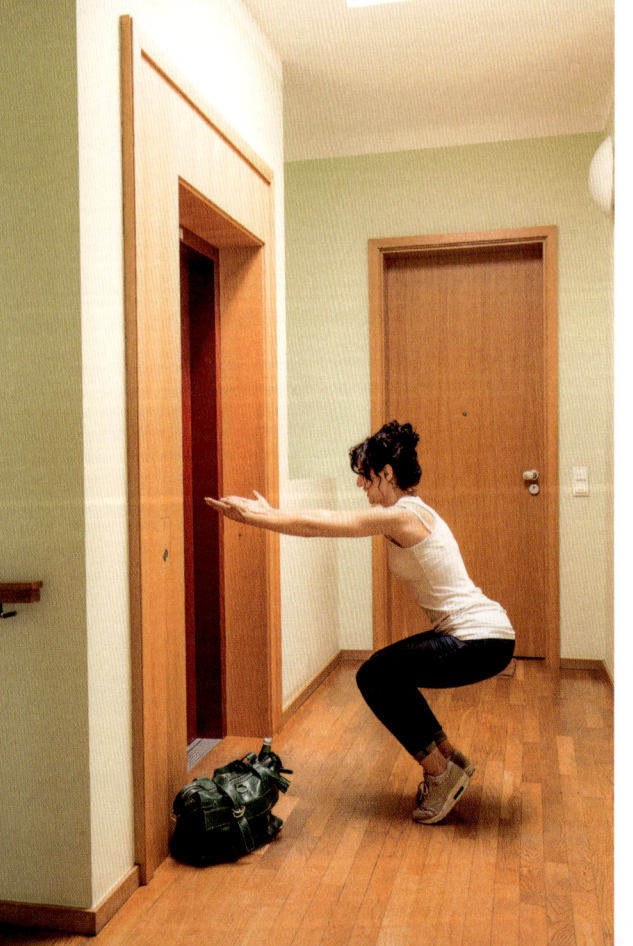

← PO TIEF HALTEN

Diese Übung ist mein bislang ungeschlagener Morgenfavorit, wenn die Espressomaschine anheizt, mein Porridge vor sich hin quillt oder der Tee zieht. Eine gerade Fläche findet sich immer, und schon kann es losgehen.

AN-LEHN-STUHL

1. Lehnen Sie sich mit dem Rücken gegen eine Wand und rutschen Sie so weit mit dem Gesäß nach unten und mit den Füßen nach vorn, bis Ober- und Unterschenkel einen 90-Grad-Winkel bilden.

2. Ziehen Sie den Bauchnabel ein und richten Sie Ihre Brust auf. Die Schultern sind tief, der Hals ist lang, die Fußsohlen sind komplett von den Fersen bis zu den Zehenspitzen belastet.

3. Halten Sie diese tiefe Position so lang wie möglich.

VARIANTE Wenn Sie noch mehr wollen, bleiben Sie tief, heben und senken aber in dieser Position zusätzlich beide Fersen.

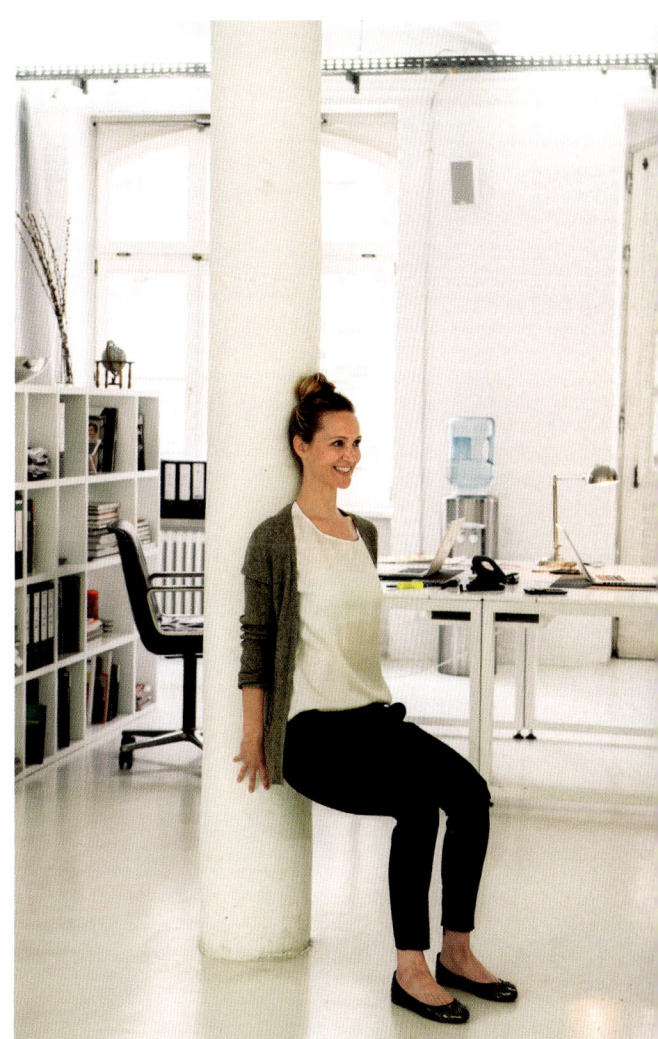

Die wahrscheinlich weltbeste Übung für Gesäß- und Beinmuskulatur. Sie hat nur einen Haken: Man muss extrem durchtrainiert sein, um sie korrekt durchzuführen. Alle anderen schnappen sich den nächsten Türrahmen und machen es sich ein bisschen leichter.

EINBEINIGE KNIEBEUGE

1. Stellen Sie sich mittig auf eine Türschwelle und greifen Sie rechts und links den Türrahmen.

2. Während Sie das linke Bein beugen, strecken Sie das rechte nach vorn. Achten Sie dabei darauf, dass das linke Knie nicht über die Zehenspitzen ragt. Verändern Sie eventuell noch einmal die Position Ihres Standbeins. Halten Sie den Bauchnabel eingezogen, den Rücken gerade und die Schultern weg von den Ohren.

3. Beugen Sie Ihr Bein mindestens um 90 Grad (wer weiter gehen möchte, geht komplett tief) und drücken Sie sich anschließend wieder nach oben.

4. Nach ein paar Wiederholungen die Seite wechseln.

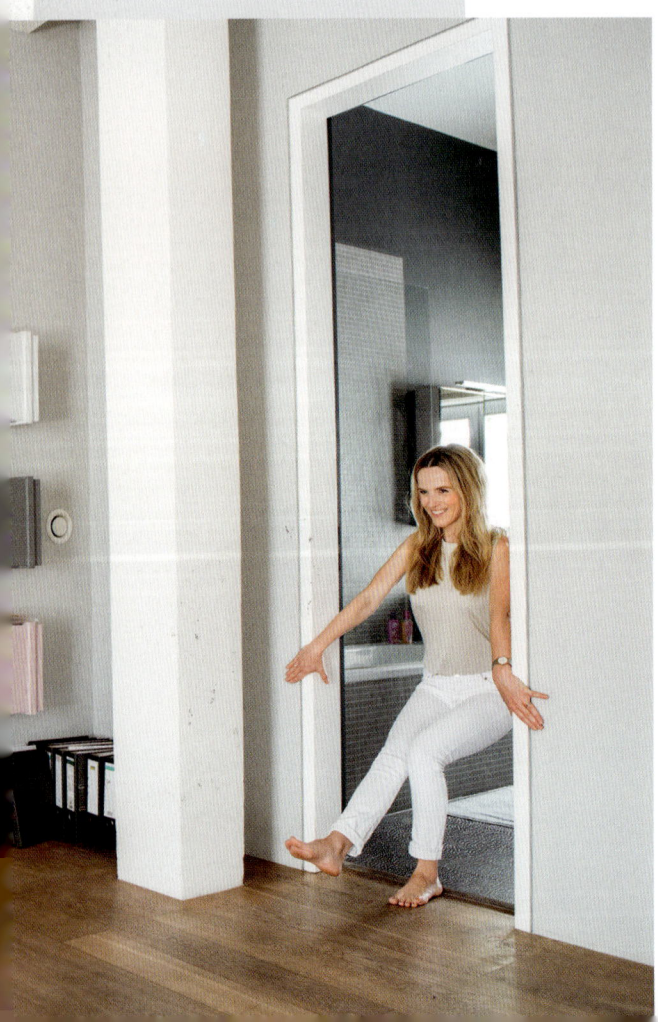

Kniebeugen sind einfach das Beste für die gesamte Bein- und Gesäßmuskulatur. Ein Glück, dass es so viele Varianten gibt – für all die täglichen Gelegenheiten und Extrawünsche.

KNIEBEUGE INSIDE OUT

1. Die Ausgangsposition dieser Übung ist eine sehr breite tiefe Kniebeuge, aus der Sie kleine Auf-und-ab-Bewegungen machen.

2. Während dieser Mini-Kniebeugen drehen Sie Ihre Fußspitzen abwechselnd einmal nach außen und dann wieder parallel zueinander, sodass die Fußposition mit jeder Kniebeuge wechselt. Füße auf, runter, hoch. Füße zu, runter, hoch. Fußspitzen nach außen, runter, hoch. Füße parallel, runter, hoch … Der Oberkörper bleibt dabei möglichst aufrecht. Die Bauchmuskulatur ist angespannt, die Brust stolz erhoben.

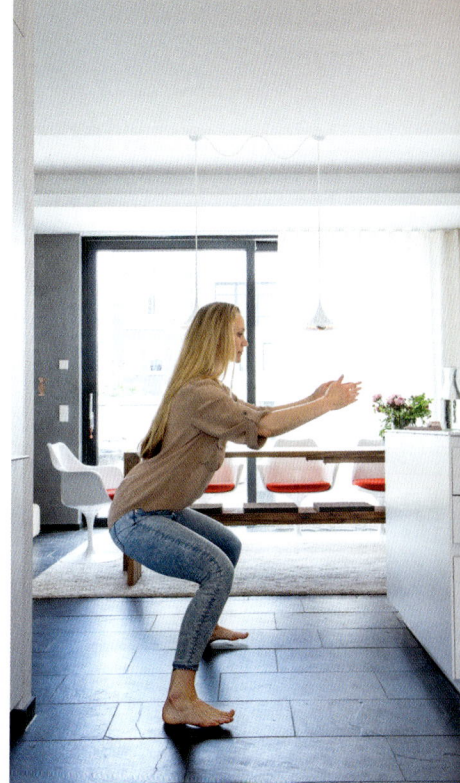

MINIMALE BEWEGUNGEN ⊢————————→

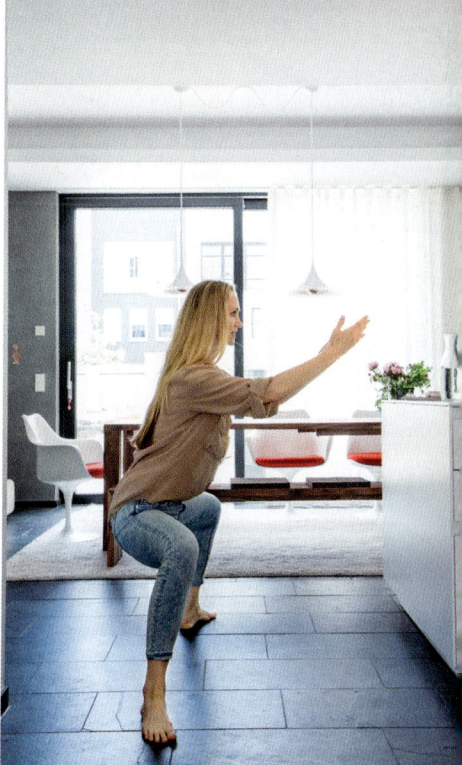

Es gibt nur verhältnismäßig wenige Übungen für die Oberschenkelinnenseite. Daher empfehle ich, jede Gelegenheit zu nutzen, um diese Körperpartie zu trainieren – und sei es die Fahrstuhltür, die Wand oder die Bushaltestelle.

SEITKICK

1. Sie stehen gerade in einer Ecke, etwa eine Fußlänge von der Seitenwand entfernt. Lehnen Sie sich mit dem Rücken an die Wand hinter sich und verlagern Sie, während Sie möglichst freundlich und unauffällig schauen, Ihr Gewicht auf dasjenige Bein, das näher zur Seitenwand steht.

2. Heben Sie den anderen Fuß vom Boden und drücken Sie mit der Ferse fest gegen die Seitenwand.

3. Drücken Sie entweder statisch, also so lange Sie können, oder dynamisch, indem Sie fest drücken, den Druck wieder lockern, fest drücken, den Druck wieder lockern, fest drücken …

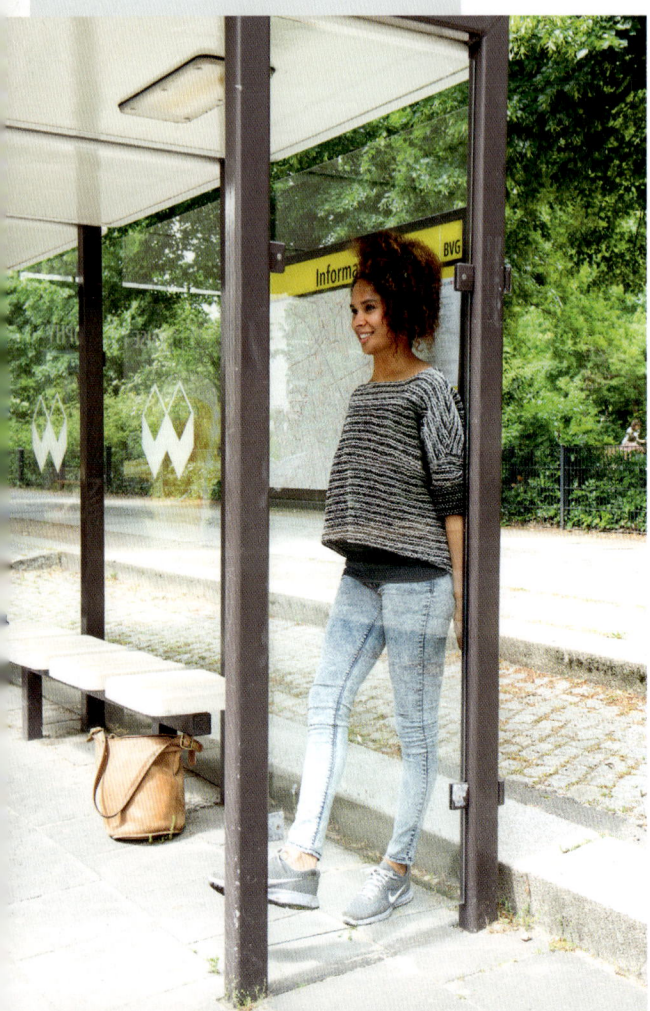

←————————————┤ FEST DRÜCKEN

Und noch eine herrliche Variante, um Beine und Po auch im schmalsten Badezimmer ganz gezielt und mit viel Freude in Form zu bringen.

EISLAUFKNIEBEUGE

1. Sie stehen vor dem Waschbecken und halten sich mit beiden Händen daran fest.

2. Nun verlagern Sie Ihr Körpergewicht auf das rechte Bein und schieben den linken Fuß seitlich schräg nach hinten – so weit, bis Ihr Po auf Höhe des rechten Knies absinkt.

3. Aufrichten und wieder tief, hoch und tief, hoch und tief … Währenddessen bleibt der Oberkörper gerade, der Bauch angespannt und Sie achten auf fließende und vor allem knieschonende Bewegungen.

4. Wenn Sie spüren, dass die Muskulatur ermüdet, bleiben Sie tief und machen in dieser Position noch mindestens 10 minikleine tiefe Auf-und-ab-Bewegungen.

5. Nicht vergessen: Anschließend auch die Muskulatur auf der anderen Seite trainieren.

KNIE ÜBER
DEM SPRUNGGELENK ⊢—————→

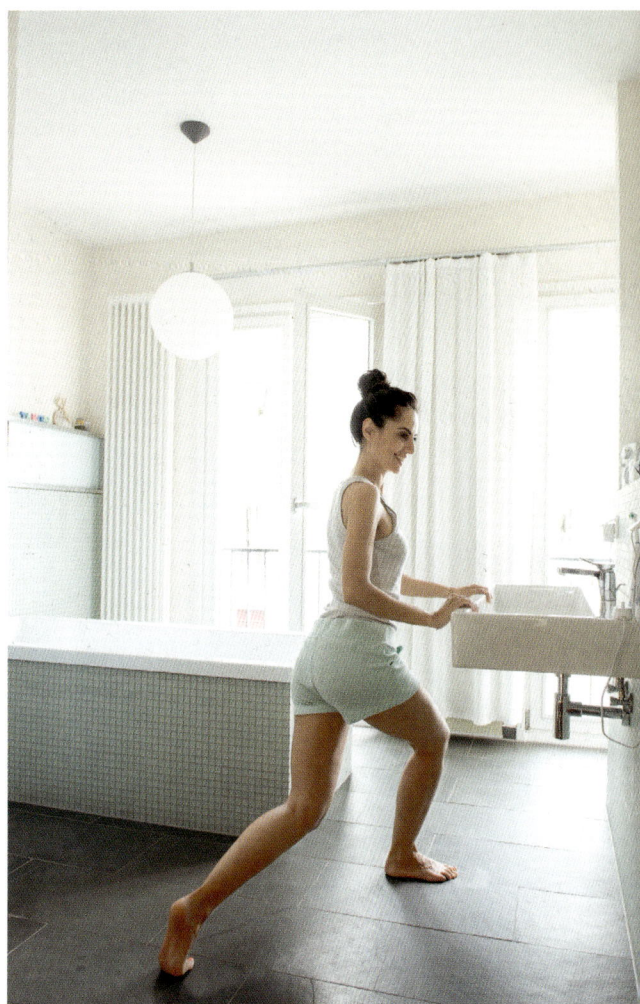

Fußgängerampeln und Bushaltestellen sind völlig unterschätzte Trainingsorte. Statt einfach nur genervt abzuwarten, dass die Zeit vergeht, dürfen Sie sich ein Fitness-Mini schnappen, zum Beispiel für die Beinmuskulatur.

[(H)AMPEL-MANN]

1. Sie stehen aufrecht und gerade, der Bauchnabel ist eingezogen, die Schultern sind tief, der Hals ist lang und die Brust stolz erhoben (Nasenspitze aber etwas nach unten). Ihre Füße sind etwa hüftbreit geöffnet und stehen parallel zueinander.

2. Während Sie darauf achten, die ganze Fußsohle zu belasten, spannen Sie Ihre gesamte Beinmuskulatur an und ziehen beide Füße zueinander.

3. Die Füße bewegen sich dabei nicht vom Fleck und auch sonst wird man Ihnen äußerlich kaum etwas ansehen. Trotzdem trainieren Sie spürbar jeden einzelnen Muskel Ihrer Beine, indem Sie die Spannung so lange wie möglich halten.

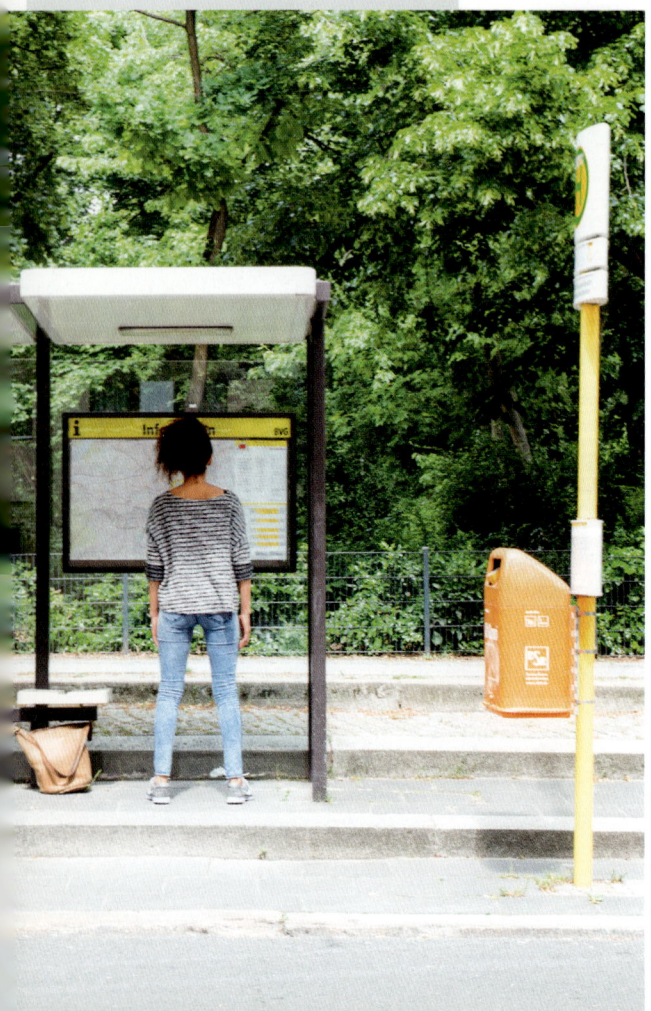

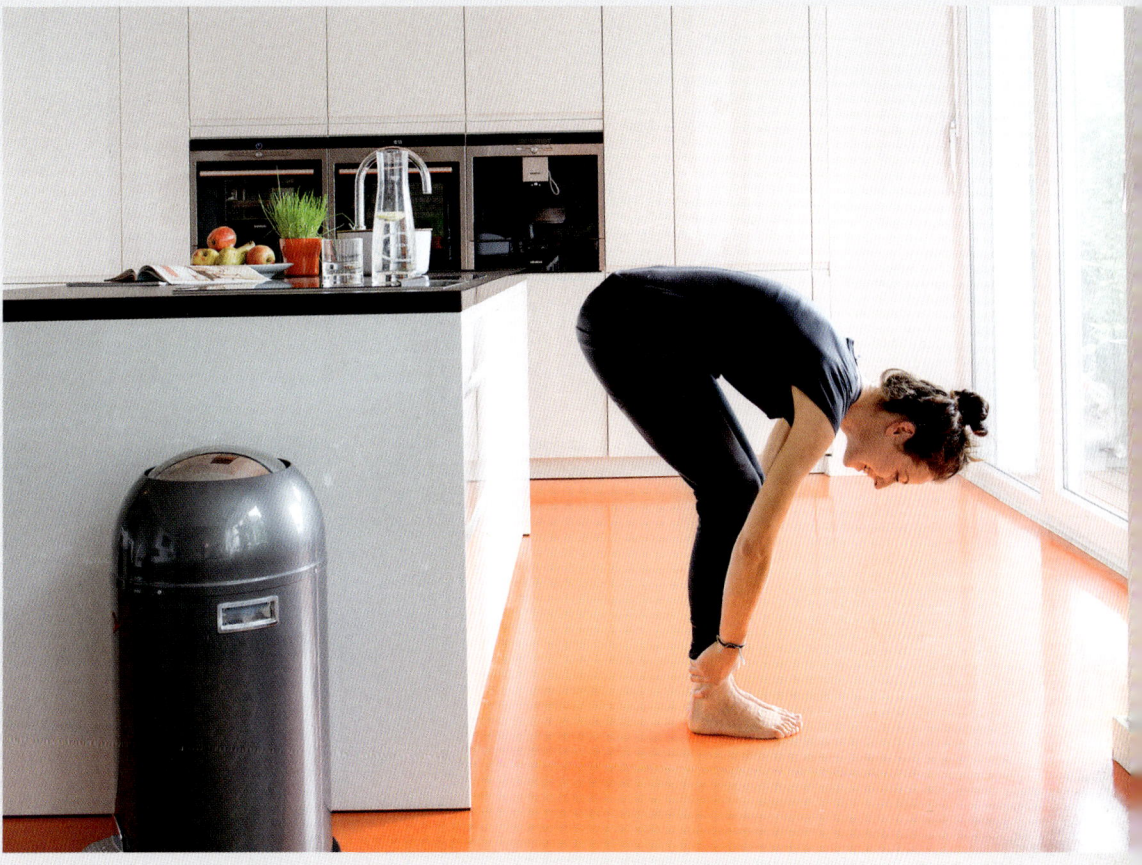

Die folgende Übung soll ursprünglich eine Strafübung für Soldaten gewesen sein. Einige Wiederholungen später ahnen Sie, weshalb – und Ihre gesamte Beinmuskulatur ist dankbar.

PO HOCH

1. Ihre Füße stehen ganz dicht nebeneinander und Sie beugen sich so weit nach unten, bis Sie Ihre Fußknöchel bequem von außen umgreifen können.

2. Halten Sie die Knöchel fest und beugen Sie nun Ihre Knie, bis Ihr Gesäß die Fersen berührt.

3. Schieben Sie dann Ihren Po wieder nach oben. Und wieder nach unten. Und hoch. Tief. Hoch … Ihre Hände bleiben die ganze Zeit an den Fußknöcheln.

VARIANTE Wenn Sie in der Hocke den Boden nicht mit den Fersen berühren, können Sie sich gern ein Buch unterlegen.

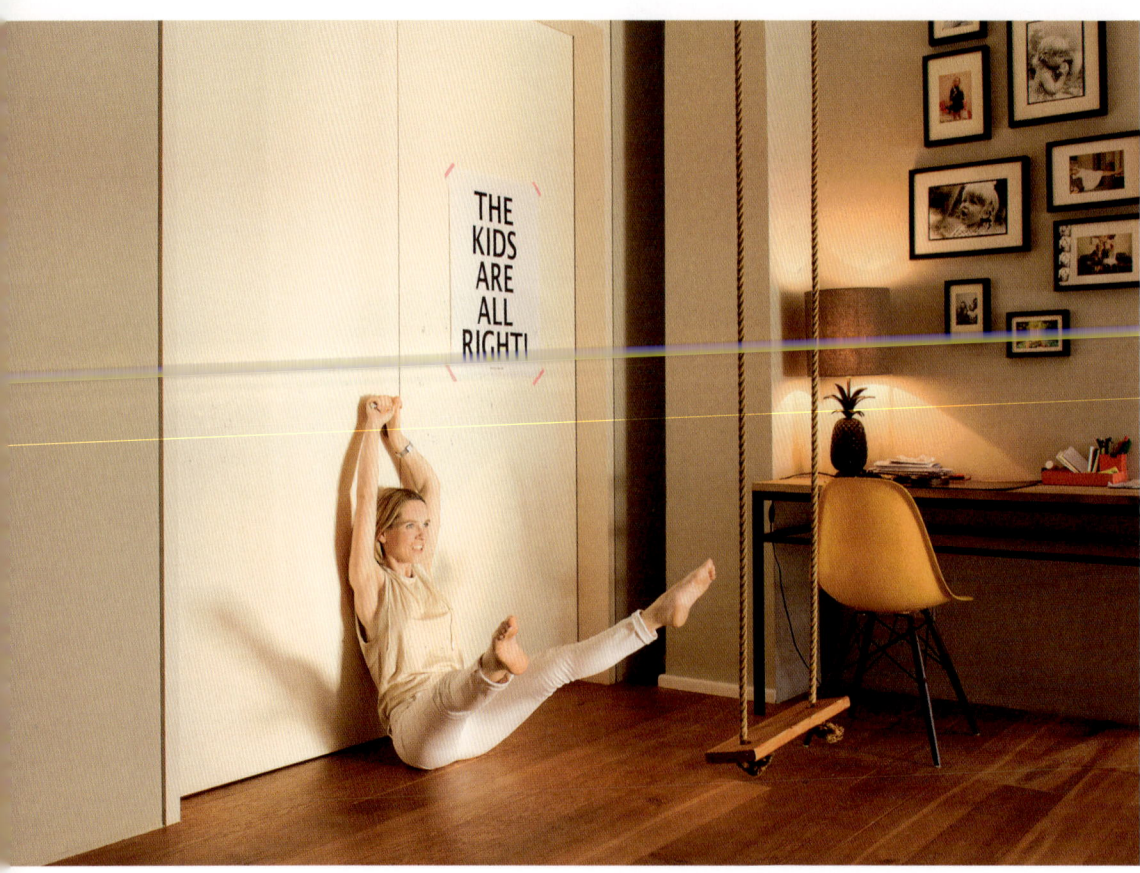

Diese Übung zeigt wieder, wie einfach aus Ihrer Wohnung ein prima Fitness-studio wird, in dem Sie zum Beispiel die Beininnenseiten trainieren können.

SCHERE

1. Setzen Sie sich mit dem Rücken zu einer geschlossenen Tür und greifen Sie den Türgriff so, dass Sie sich mit beiden Händen gut daran festhalten können.

2. Strecken Sie beide Beine lang nach oben. Halten Sie die Spannung im Bauch, der Rücken bleibt gerade.

3. Öffnen und schließen Sie aus dieser Position Ihre Beine wie eine Schere. Immer schön kontrolliert.

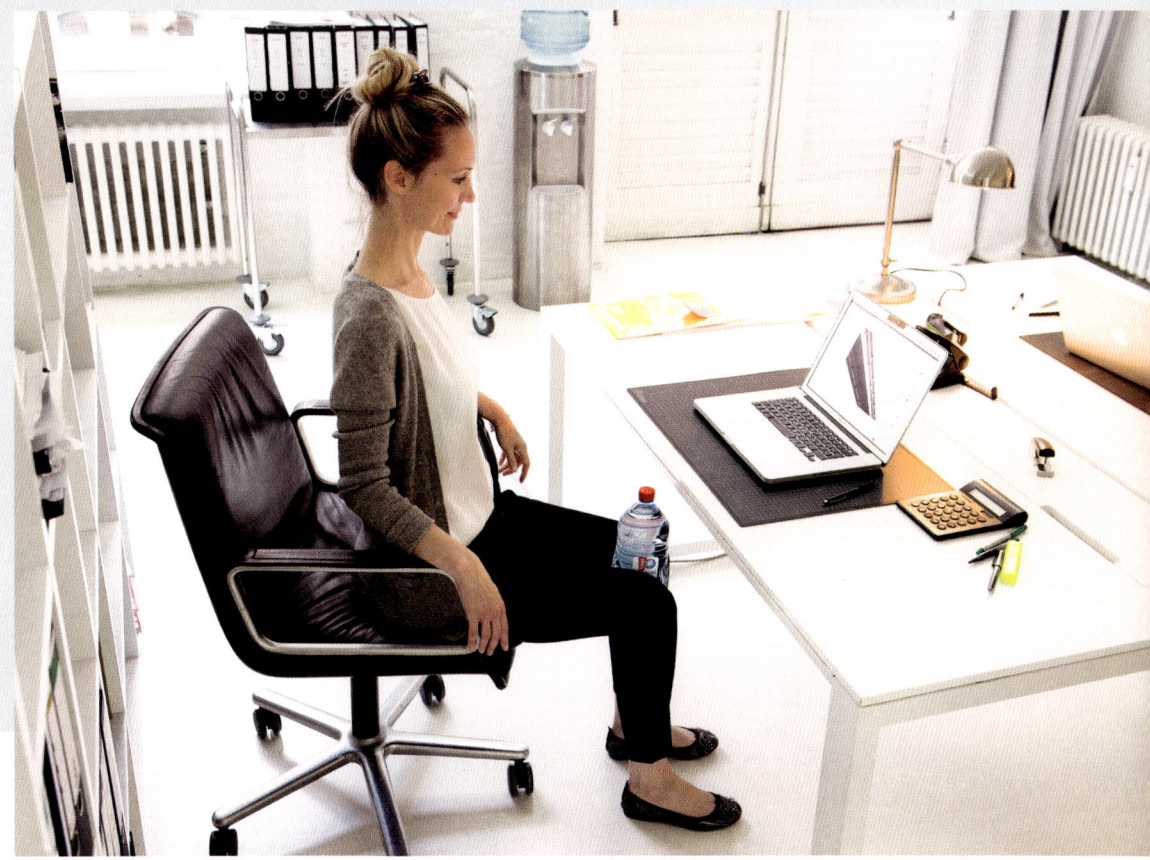

Auch im Büro können Sie Ihre Oberschenkelmuskulatur trainieren, sogar ganz unauffällig unterm Tisch.

BEINPRESSE

1. Setzen Sie sich gerade hin und klemmen Sie sich einen Gegenstand (Wasserflasche, Buch, Brotdose, Ordner oder Ähnliches) zwischen die Knie.

2. Drücken Sie nun fest eben diesen Gegenstand – entweder statisch, also so lange Sie können, oder dynamisch: drücken, loslassen, drücken, loslassen, drücken … Achten Sie darauf, dass Sie keine X-Beine machen und der Rücken die ganze Zeit über gerade und unverkrampft bleibt.

APFEL-PO

WORKOUT FÜR EINEN KNACKIGEN HINTERN

Jaja, der Po. Eigentlich kann er gar nichts dafür und doch stehen die meisten Frauen mit ihm auf Kriegsfuß. Spätestens beim Jeanskauf gibt es Ärger: Entweder ist er zu rund oder zu flach, zu klein oder zu groß, zu breit und aufdringlich oder zu wenig knackig. Deswegen gehört der Po neben Bauch und Beinen auch zu den Top 3 der meisttrainierten Körperregionen.

Das ist ganz hervorragend, denn die Gesäßmuskulatur gehört zu unseren größten Muskeln. Dementsprechend verbrennt sie fleißig Kalorien und verbraucht reichlich Energie. Nicht nur während des Trainings, sondern auch danach. Neben ästhetischen Gründen gibt es aber auch noch gesundheitliche Aspekte, die für ein Potraining sprechen. Die Hauptaufgaben der Gesäßmuskulatur sind, die Hüfte zu strecken, den Oberkörper aufzurichten und gegen die Wirkung der Schwerkraft aufrecht zu halten sowie die Beine abzuspreizen und nach außen zu rotieren. Im Zusammenspiel mit anderen Muskeln schenkt uns eine trainierte Gesäßmuskulatur Stabilität im Kniegelenk und ist für alle Fortbewegungsarten unverzichtbar. Das heißt: Geht es dem Muskel schlecht, ist er verspannt oder zu schwach, lässt sich der Oberkörper aus der Hüfte nicht mehr richtig nach vorn beugen. Auch Rückbeugen sind schwierig. Und wir können weder schnell noch kraftvoll, geschweige denn elegant gehen, laufen oder springen. Weder auf High Heels noch in Turnschuhen oder barfuß.

Damit Ihr Po Sie mit zunehmendem Alter weder auf ästhetischer noch auf gesundheitlicher Ebene hängen lässt, sollten Sie sich daher immer wieder einmal eines der folgenden Apfel-Po-Minis schnappen.

SO VIELE GELEGENHEITEN: EINS, ZWO, APFEL-PO!

BREZEL

1. Kommen Sie in den Schneidersitz. Beugen Sie sich mit geradem Oberkörper über das rechte angewinkelte Bein, mit den Händen stützen Sie sich ab. Das linke Bein strecken Sie leicht gebeugt nach hinten. Der Fuß ist möglichst geflext (Zehen anziehen), die Kniescheibe zeigt zum Boden.

2. Heben Sie nun das hintere Bein ohne Schwung so hoch wie möglich an und senken Sie es anschließend kontrolliert wieder bis kurz über dem Boden ab.

3. Machen Sie so viele Wiederholungen wie möglich und diese dann auch auf der anderen Seite.

VARIANTE Sie wollen mehr? Dann heben und senken Sie Ihr Bein etwa 20-mal, bleiben danach am höchsten Punkt und wiederholen dort die Auf-und-ab-Bewegung noch einmal in einer kleineren, feinen Variante unter Hochspannung. Sie wollen noch mehr? Bleiben Sie für weitere Wiederholungen mit dem Bein am höchsten Punkt und strecken und beugen Sie dort das Bein.

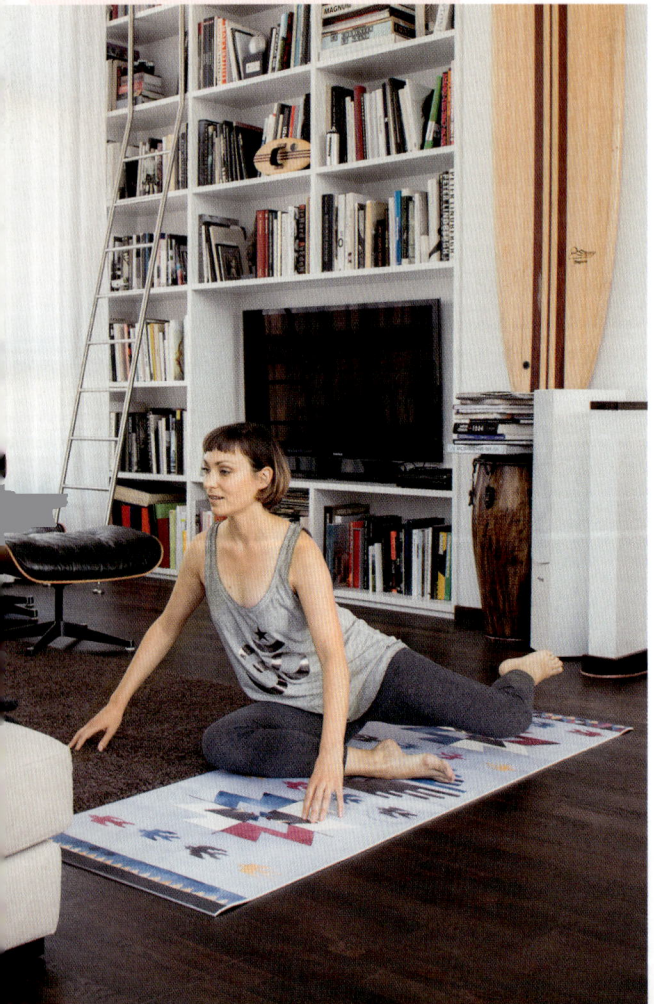

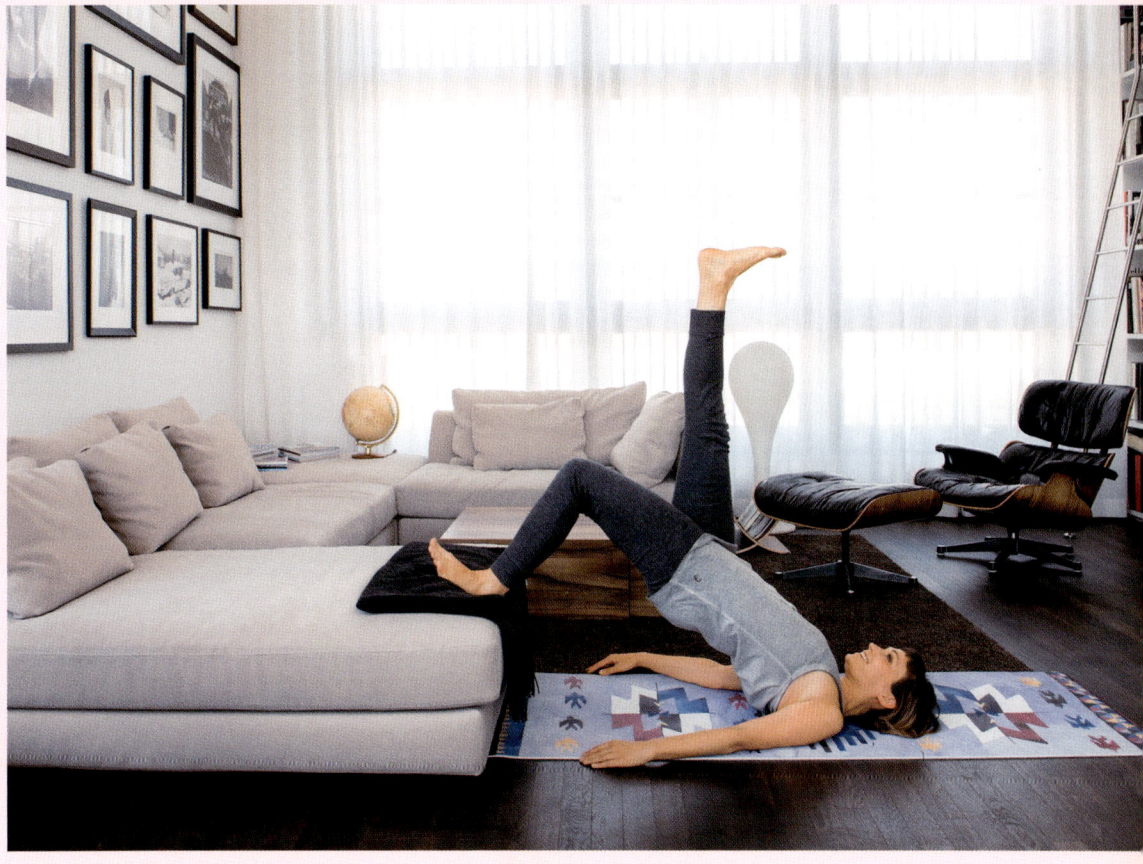

Diese Übung ist ein Klassiker, wenn es darum geht, die Gesäßmuskulatur zu trainieren. Extrem effektiv und wunderbar couchkompatibel.

NO-COUCH-PO

1. Legen Sie sich auf dem Rücken vor Ihre Couch, die Arme liegen rechts und links neben Ihnen, die Füße auf der Sitzfläche. Ober- und Unterschenkel bilden einen rechten Winkel.

2. Ziehen Sie Ihre Zehen zum Schienbein und stemmen Sie die Fersen kräftig in die Sitzpolster.

3. Nun heben Sie Ihren Po an, bis Knie, Hüften und Oberkörper eine gerade Linie bilden.

4. Einatmen und dabei den Po wieder bis kurz über dem Boden absenken, aber nicht ablegen.

5. Beim Ausatmen den Po erneut anheben. Immer weiter so.

VARIANTE Gleiche Übungsabfolge, nur strecken Sie wie Meike ein Bein gerade nach oben. Nach ein paar Mal die Seite wechseln.

WAND-KICK

1. Sie stehen gerade vor einer Wand, der Bauchnabel ist eingezogen, die Schultern sind tief. Ziehen Sie das Kinn etwas zur Brust, während der Scheitel nach oben zeigt.

2. Strecken Sie nun Ihr linkes Bein schräg nach hinten, bis Sie mit der Ferse die Wand berühren. Wichtig: Ihr Bein sollte etwas nach außen rotieren, damit der Po von Anfang an eine gute Grundspannung bekommt.

3. Drücken Sie nun fest gegen die Wand – entweder so lange Sie können oder in kleinen Impulsen.

4. Anschließend tief durchatmen, kurz lockern, lächeln und die Seite wechseln. Gerne weitere Seitenwechsel.

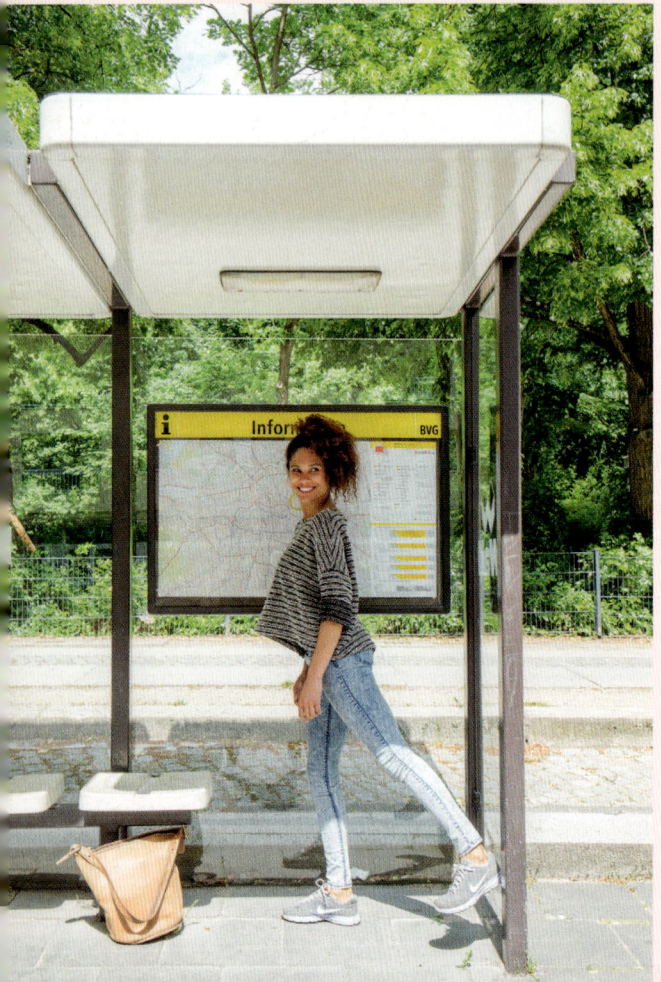

←——————→ BEIN NACH AUSSEN

Gleich glüht die Gesäßmuskulatur herrlich durch und der Apfel-Po lässt nicht lange auf sich warten.

BRATAPFEL

1. Kommen Sie in den Vierfüßlerstand. Der linke Arm ist leicht gebeugt, rechts stützen Sie sich auf den Unterarm.
2. Strecken Sie das linke Bein nach hinten und heben Sie es lang nach oben.
3. Bewegen Sie dann das linke Fußgelenk kontrolliert zum rechten Oberschenkel. Das linke Knie zeigt dabei nach außen. Wenn der Fuß anfangs nur die Wade »küsst«, ist das auch okay, aber ein bisschen weniger effektiv, weil der Pomuskeln nicht ideal aufgespannt und trainiert wird.
4. Ausatmen, Bein strecken, einatmen, Fuß absenken.
5. Seitenwechsel nicht vergessen.

VARIANTE Wenn Sie spüren, dass der Gesäßmuskel ermüdet, Sie die Trainingsintensität jedoch erhöhen wollen, dürfen Sie mit gestrecktem erhobenem Bein gern noch 10 kleine federnde Kicks absolvieren.

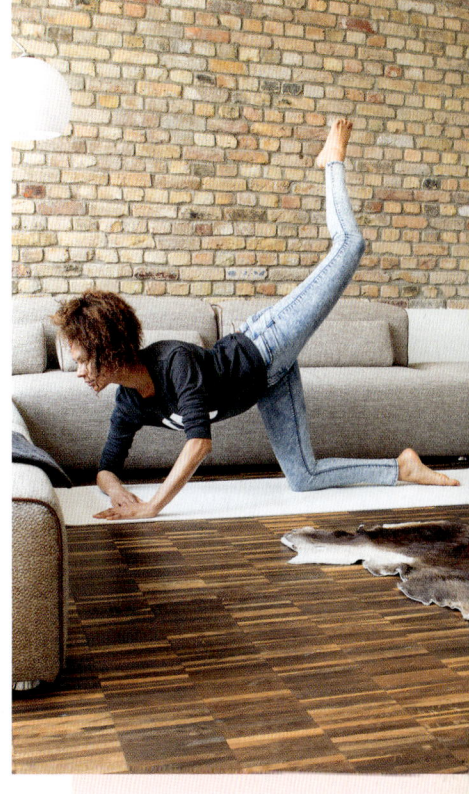

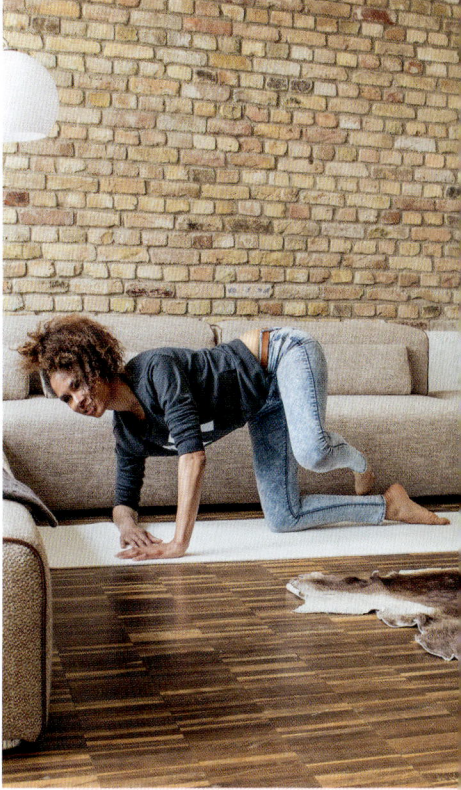

Eine Tür, eine Chance. Und statt schlaff durch den Tag zu trotten, dürfen Sie wortwörtlich die Gelegenheit für ein Po-Lifting ergreifen. Diese Übung ist eine Variante der »Brezel« (siehe Seite 48). Weil Sie im Stehen üben, können Sie sie aber viel häufiger in den Alltag einbauen und dadurch die Gesäßmuskulatur überall ganz gezielt formen.

ZWISCHEN TÜR UND ANGEL

1. Stellen Sie sich vor eine geschlossene Tür und greifen Sie die Türklinke mit beiden Händen.

2. Beugen Sie Ihr rechtes Bein und verlagern Sie Ihr Gewicht auf diese Seite. Anschließend heben Sie Ihr linkes Bein leicht angewinkelt so an, dass Ihr Knie nach außen zeigt.

3. Verlagern Sie nun Ihr Gewicht leicht nach hinten, halten Sie sich mit beiden Händen sicher fest und heben Sie das linke Bein, so hoch Sie können.

4. An dem für Sie höchstmöglichen Punkt – Sie können die richtige Spannung mit einem Fingertippen auf die Gesäßmuskulatur überprüfen – heben und senken Sie Ihr Bein für wenige Zentimeter, ohne die Spannung im Gesäß zu verlieren.

5. Achten Sie auch auf Ihr rechtes, gebeugtes Knie. Um das Kniegelenk zu schonen, sollte es stets über dem Fußgelenk sein.

6. Seite wechseln nicht vergessen.

THE KIDS ARE ALL RIGHT!

BEIN MÖGLICHST HOCH,
KNIE NACH AUSSEN

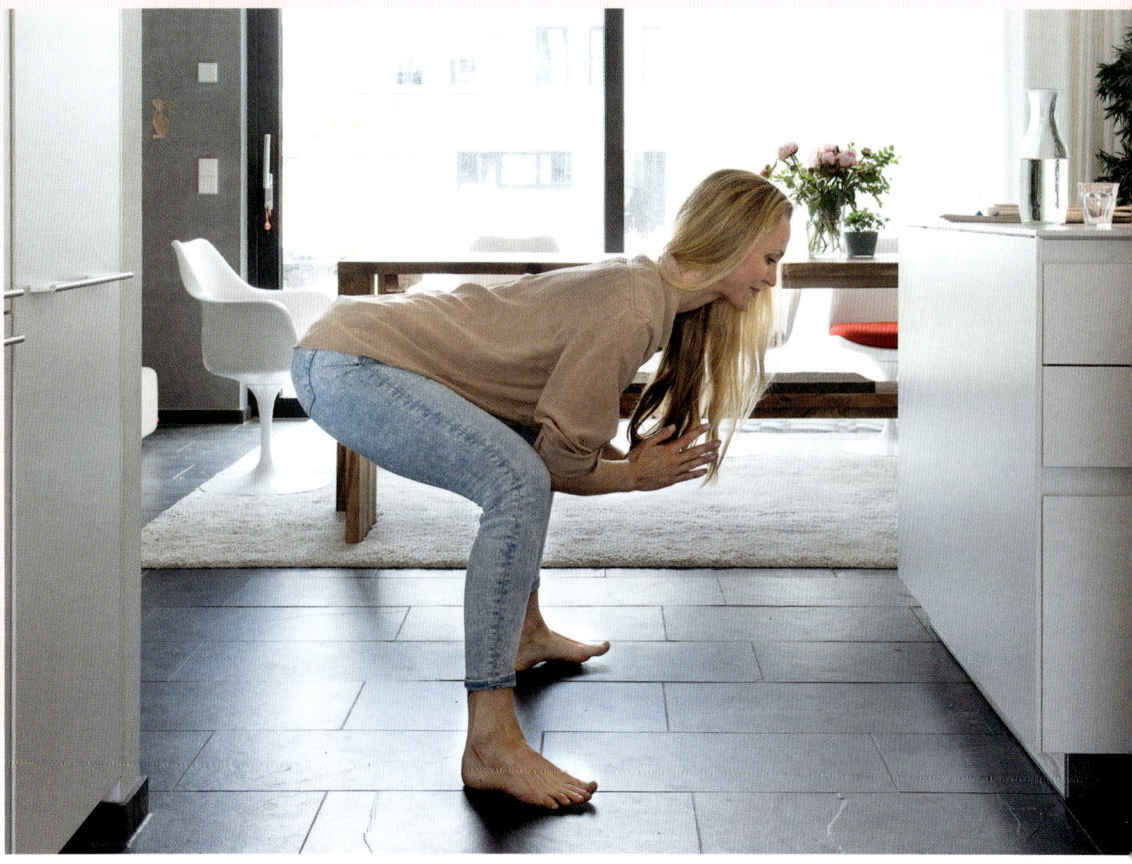

Wie sehr Bein- und Gesäßmuskulatur miteinander verbunden sind, spüren Sie bei dieser Übung sehr deutlich. Ich mag sie vor allem deshalb, weil sie ein super Beine-Po-Quickie ist, um überall, schnell und effektiv die großen Bein- und Gesäß-Muskelgruppen zu trainieren.

KNIE-GEBET

1. Kommen Sie in eine breite Kniebeuge, die Zehenspitzen zeigen leicht nach außen. Falten Sie die Hände vor der Brust und ziehen Sie die Schultern weg von den Ohren, die Schulterblätter leicht zusammen und die Ellbogen nach außen.

2. Ihr Rücken bleibt gerade und lang, während Sie sich nun nach vorn beugen, um Ihre Ellbogen jeweils rechts und links gegen die Innenseiten der Knie zu stemmen.

3. Aus dieser Ausgangsposition heben und senken Sie Ihr Gesäß wenige Zentimeter. Halten Sie dabei den Hals gerade und Ihre Knie möglichst hinter den Zehen.

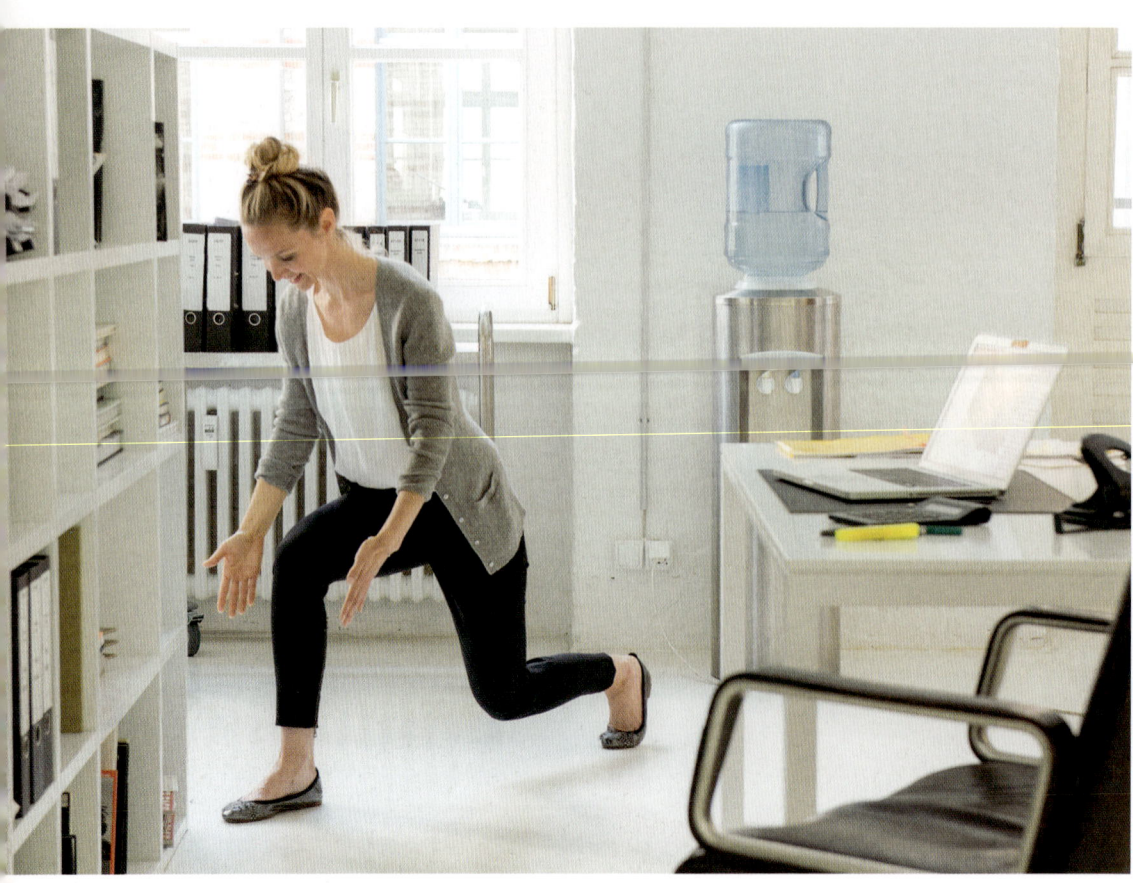

In vielen Bürogebäuden gibt es herrlich lange Flure, die sich mit großen Ausfallschritten (Lunges) ablaufen lassen (allerdings haben die Büros, die ich kenne, ebenso herrlich große Fenster zum Flur und das Po-Training wird zum lustigen Schaulaufen). Wann immer Sie die Möglichkeit haben, Ausfallschritte einzubauen: Machen Sie sie! Und haben Sie mal wieder nicht so viel Platz, dann trainieren Sie Ihre Gesäßmuskulatur eben folgendermaßen.

TIEFE AUSFALL- SCHRITTE

1. Machen Sie einen großen Ausfallschritt und kommen Sie tief. Beide Beine sind im 90-Grad-Winkel gebeugt.

2. Überprüfen Sie, ob sich Ihr vorderes Kniegelenk auch genau senkrecht über Ihrem Sprunggelenk befindet, und korrigieren Sie das gegebenenfalls.

3. Lehnen Sie sich mit dem Oberkörper über das vordere Bein. Die Arme nehmen Sie mit oder lassen sie locker hängen.

4. Nun beginnen Sie, sich in ganz kleinen Bewegungen hochzudrücken und wieder abzusenken. Sie bleiben aber konstant tief.

5. Wenn Sie mit einer Seite durch sind, kommt die andere dran.

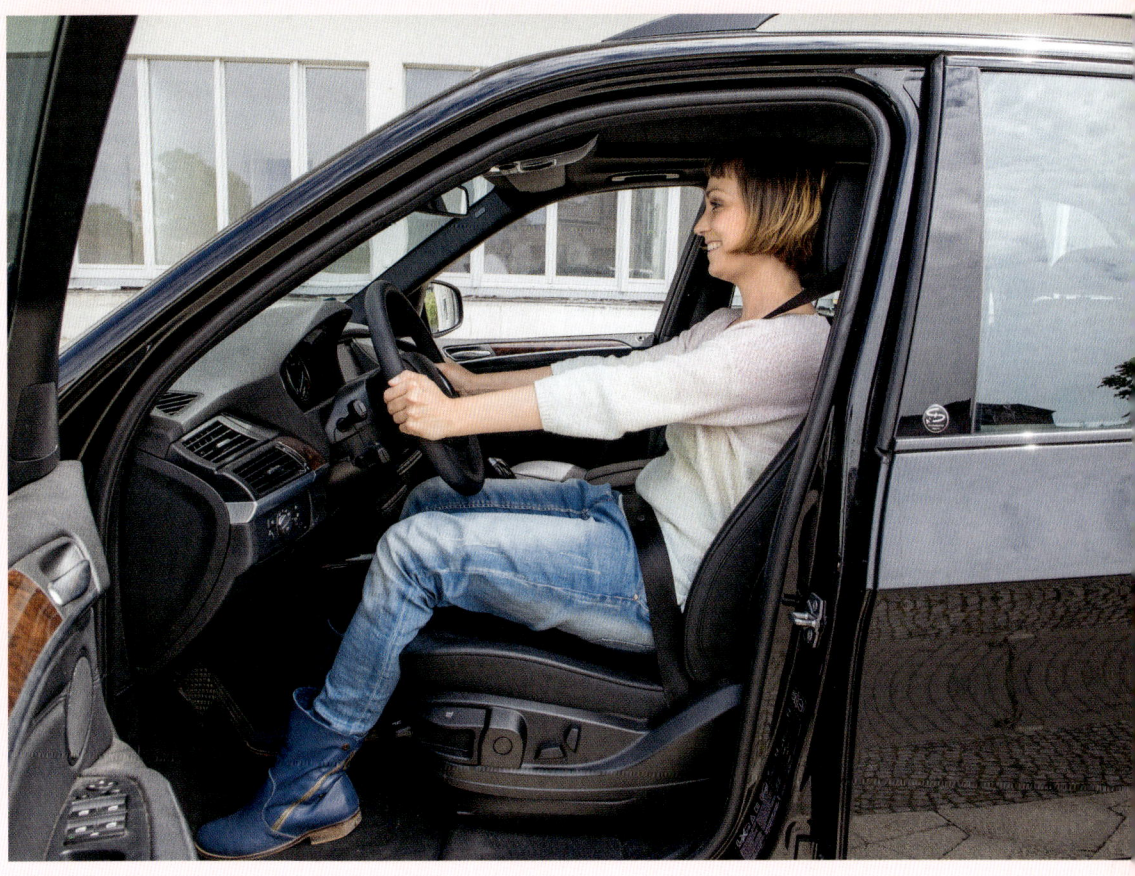

Viele Mütter bekommen von ihren Hebammen nach der Entbindung den Tipp, an jeder roten Ampel den Beckenboden anzuspannen. Super, das sollten Sie unbedingt (weiter)machen. Denn ein trainierter Beckenboden hebt automatisch auch den Po an. Wenn Sie viel Auto fahren und damit zwangsläufig unglaublich vielen roten Ampeln begegnen oder einen überdurchschnittlich trainierten Beckenboden haben, dürfen Sie diese Gelegenheiten auch gern für ein unkompliziertes Extra-Po-Training nutzen.

AUTO-PO

1. Sie sitzen gerade hinterm Steuer und spannen aktiv Ihre Pomuskeln an. Entweder so lange wie möglich oder dynamisch (im Wechsel an- und entspannen) oder abwechselnd links und rechts. 2. Ergänzend können Sie, wie Meike es hier zeigt, kurz vor dem Start oder nach dem Einparken noch eine Extraeinheit einlegen: Stemmen Sie beide Füße fest in den Boden, spannen Sie Po und Beckenboden an und drücken Sie sich aus dem Sitz hoch. So lange wie möglich halten. Jetzt können Sie aussteigen und sich freuen oder nach einer kurzen Pause noch einen Durchgang absolvieren.

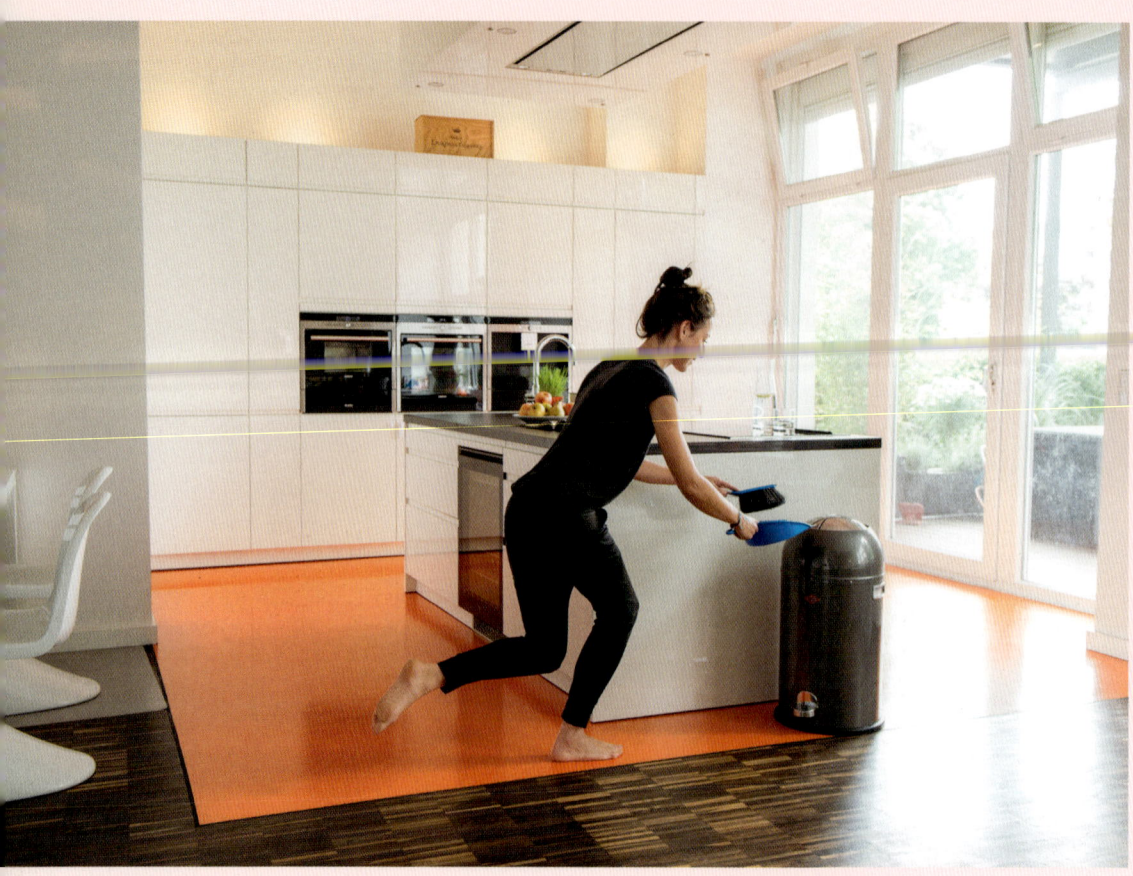

Dank meiner beiden Kinder finde ich auf unserem Küchenfußboden ständig allerhand Dinge, die dort nicht hingehören. Sollte es Ihnen ähnlich gehen, können Sie das nächste Runterbeugen Richtung Krümel, Schnipsel und Co für ein Gesäßmuskel-Mini nutzen, statt irgendwie und krumm und schief und husch-husch ...

EINBEIN-TANZ

1. Verlagern Sie Ihr Gewicht auf das rechte Bein, während Sie das linke locker nach hinten anheben.

2. Gehen Sie tief nach unten und strecken Sie sich anschließend lang nach oben. Die Hände nehmen Sie mit, tippen kurz auf den Boden und strecken dann die Arme lang nach oben aus.

3. So geht es immer weiter: Ausatmen, Knie beugen und mit den Händen kurz an den Boden tippen. Einatmen und lang Richtung Decke strecken. 20 Wiederholungen schaffen Sie bestimmt, vielleicht ja auch noch mehr. Danach wechseln Sie die Seite.

Wer dreimal täglich seine Zähne putzt, hat schon drei herrliche Gelegenheiten für ein Fitness-Mini und einen straffen Po.

SUMO-KNIEBEUGE

1. Öffnen Sie Ihre Füße so breit wie möglich, die Zehenspitzen zeigen leicht nach außen, und beugen Sie dann Ihre Knie, bis beide Oberschenkel und das Schambein eine Linie bilden. Heben Sie beide Fersen an. Halten Sie sich ruhig am Waschbecken fest, falls das (noch) zu wackelig und ungewohnt sein sollte.

2. Bewegen Sie nun Ihre Knie in minikleinen, federnden Bewegungen nach hinten.

VARIANTE Statt beide Fersen gleichzeitig anzuheben, heben und senken Sie die Fersen im Wechsel. Die Knie zeigen jeweils nach außen, bewegen sich sonst aber nicht.

ZEHENSPITZEN NACH AUSSEN ⊢⟶

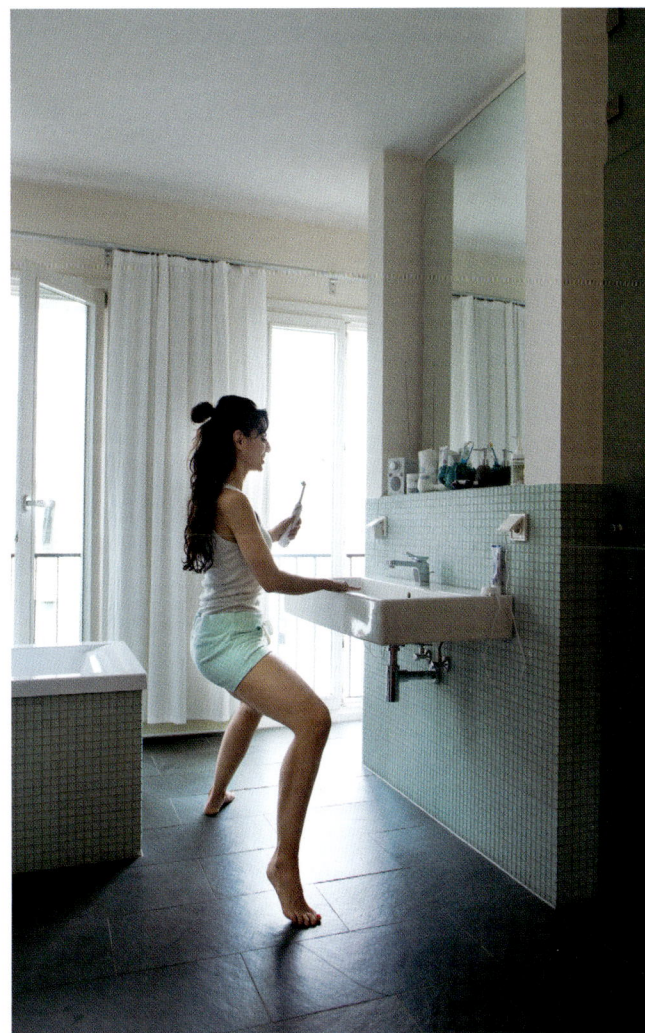

HAPPY BACK

WORKOUT FÜR
EINEN STARKEN RÜCKEN

Ein schöner Rücken kann auch entzücken, weiß der Volksmund und trifft damit genau ins Schwarze. Nicht nur, dass ein hinten weit ausgeschnittenes Kleid mit einer durchtrainierten Rückseite schöner aussieht als mit einem Rundrücken. Ein starker Rücken schenkt uns auch einen kraftvollen Auftritt, hilft uns jegliche (Be-) Last(ung) zu (er)tragen und besser durchzuatmen.

Wer einmal Rückenschmerzen hatte, weiß, wie sehr sie belasten – Körper und Geist. Mir kann so etwas nicht passieren, dachte ich und wurde schmerzhaft eines Besseren belehrt. Es begann mit einer kleinen Verspannung unter dem rechten Schulterblatt, die bald bis in den rechten Arm und in die Fingerspitzen ausstrahlte. Irgendwann konnte ich kaum noch die einfachsten Spaziergänge genießen.

Geholfen haben mir dann meine Osteopathin, Massagen, Basenbäder, meine Pilatesrolle und vor allem Bewegung. Interessanterweise halfen mir vor allem solche Übungen, die ich für mich selbst bisher als zu lasch, lahm und oll eingestuft hatte und nur mit meinen Bandscheiben-Kunden absolvierte. Ich wusste zwar theoretisch, wie effektiv sie sind. Aber erst in der Praxis mit den eigenen Defiziten habe ich sie völlig neu kennengelernt und so viel dabei gelernt: Egal wo der Schmerz sitzt, er nimmt dein ganzes Wesen in Beschlag. Es ist kaum ein anderer Gedanke möglich, die Bewegungen sind eingeschränkt, die Lebensfreude leidet und die Lebenskraft schwindet. Ausheilen ist wichtig. Vorbeugen auch. Vorbeugen, vorbeugen, vorbeugen. Täglich.

MACHEN SIE SICH NICHT KRUMM, SONDERN STÄRKEN SIE IHREN RÜCKEN.

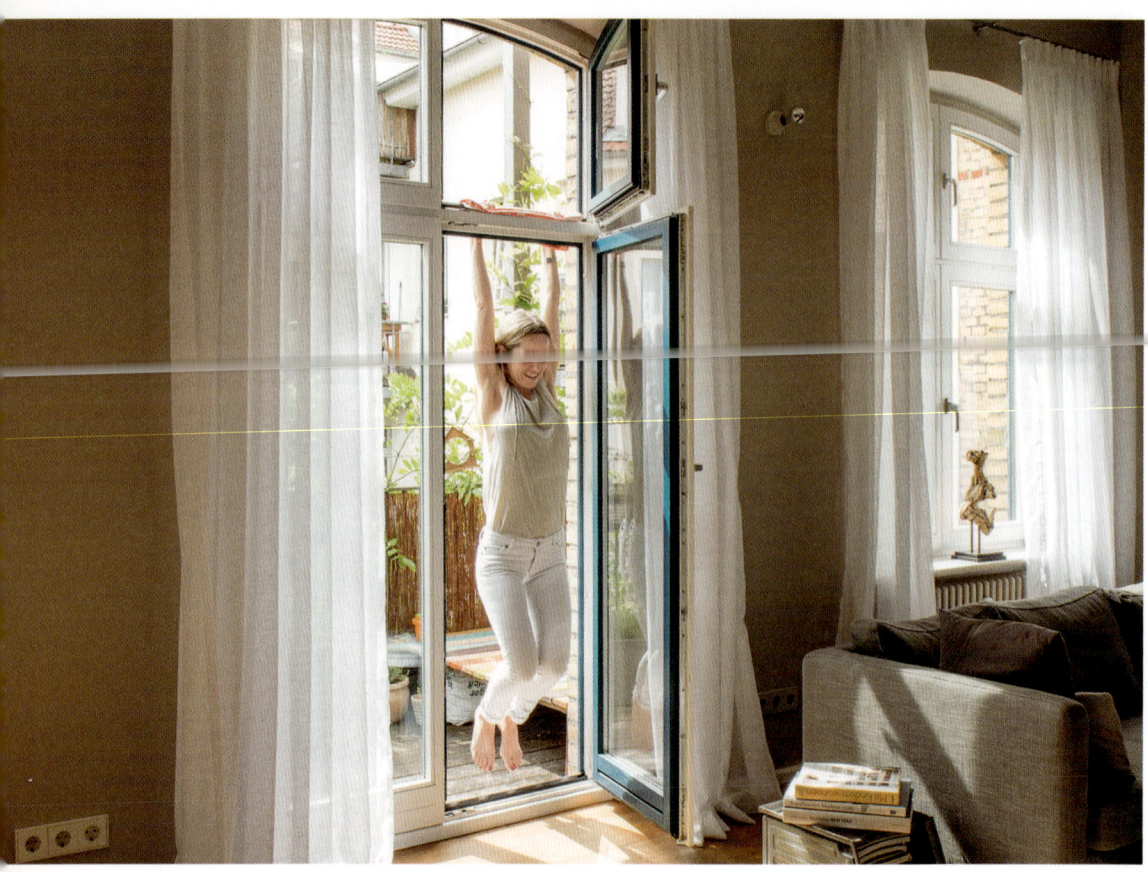

Diese Übung stammt aus meiner Rücken-Schmerz-Zeit. Wann immer Sie sich zusammengestaucht und blockiert fühlen, dürfen Sie Ihren Wirbeln etwas Frei-raum schenken und einen Moment »abhängen«.

AUSHÄNGEN

1. Greifen Sie etwa schulterbreit eine Türkante und lassen Sie sanft die Gravitationskraft an sich ziehen. Nehmen Sie sich ein Hand-tuch für Ihre Hände, falls der Druck zu schmerzhaft ist.

2. Konzentrieren Sie sich ganz auf Ihre Atmung und stellen Sie sich bildlich vor, wie auch die gestressten Wirbel und Bandschei-ben aufatmen, aushängen und entspannen dürfen.

3. Lassen Sie sich mit jedem Atemzug sanft etwas tiefer sinken.

4. Vorsichtig wieder lösen und nachspüren.

VARIANTE Sie können die Übung auch auf dem Spielplatz an Klet-tergeräten machen oder wenn die Kinder in einem Baum klettern.

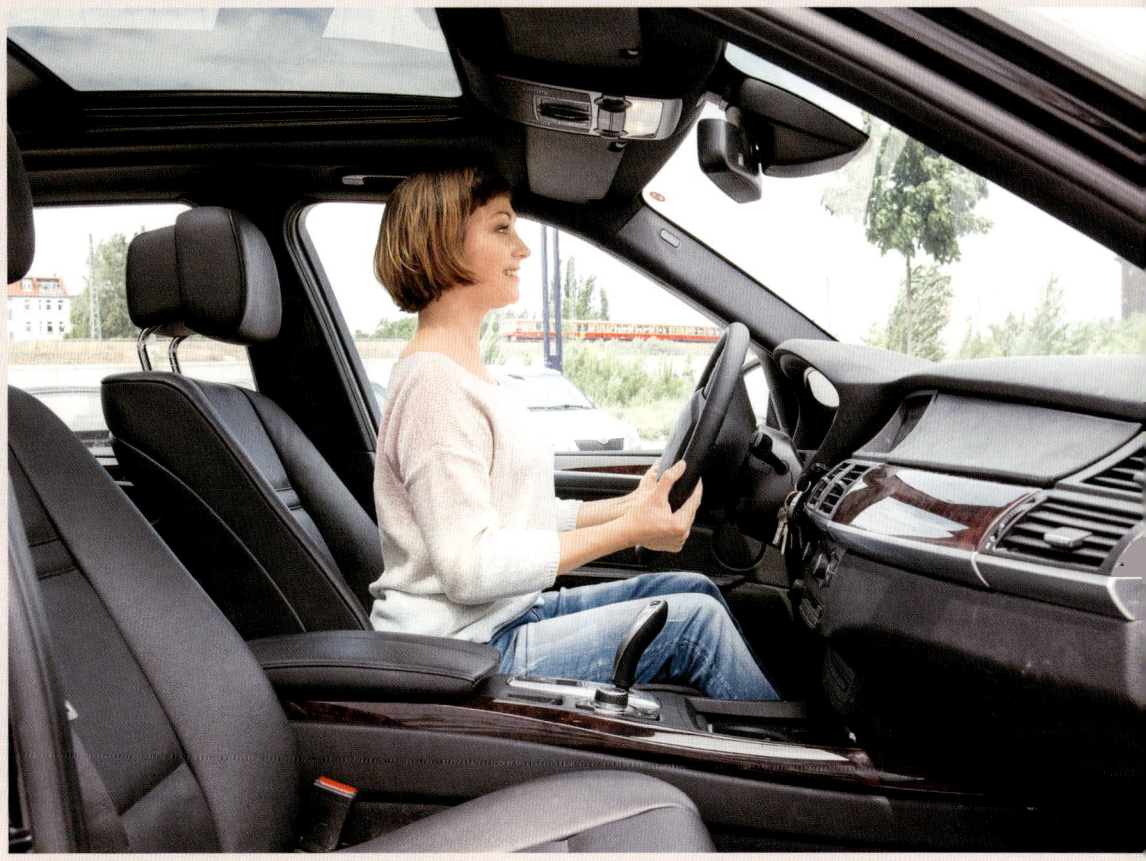

Wir verbringen heute meist mehr Zeit im Auto, als uns lieb ist. Und vielen Auto-
fahrern sieht man das auch an. Die Mundwinkel ziehen nach unten, der Rücken
ist krumm, das Kinn schiebt sich nach vorn und der Hals knickt ein. Warum
also nicht bei der nächsten roten Ampel oder Stauphase lächelnd dem oberen
Rücken etwas Power schenken?

SCHULTER-KLEMME

1. Ziehen Sie sich lang am Scheitel nach oben, bis Sie das Gefühl
haben, wirklich gerade und aufgerichtet zu sitzen.
2. Greifen Sie das Lenkrad mit beiden Händen. Ihre Arme sind im
rechten Winkel und Ihre Hände auf Viertel nach neun. Die Daumen zeigen nach oben.
3. Nun ziehen Sie kräftig mit beiden Händen am Lenkrad und ziehen die Schulterblätter hinten zusammen.
4. Halten Sie diese Position für mehrere ruhige Atemzüge oder
üben Sie dynamisch, indem Sie beim Einatmen am Lenkrad ziehen und beim Ausatmen wieder locker lassen. Immer im Wechsel,
bis die Ampel wieder auf Grün schaltet.

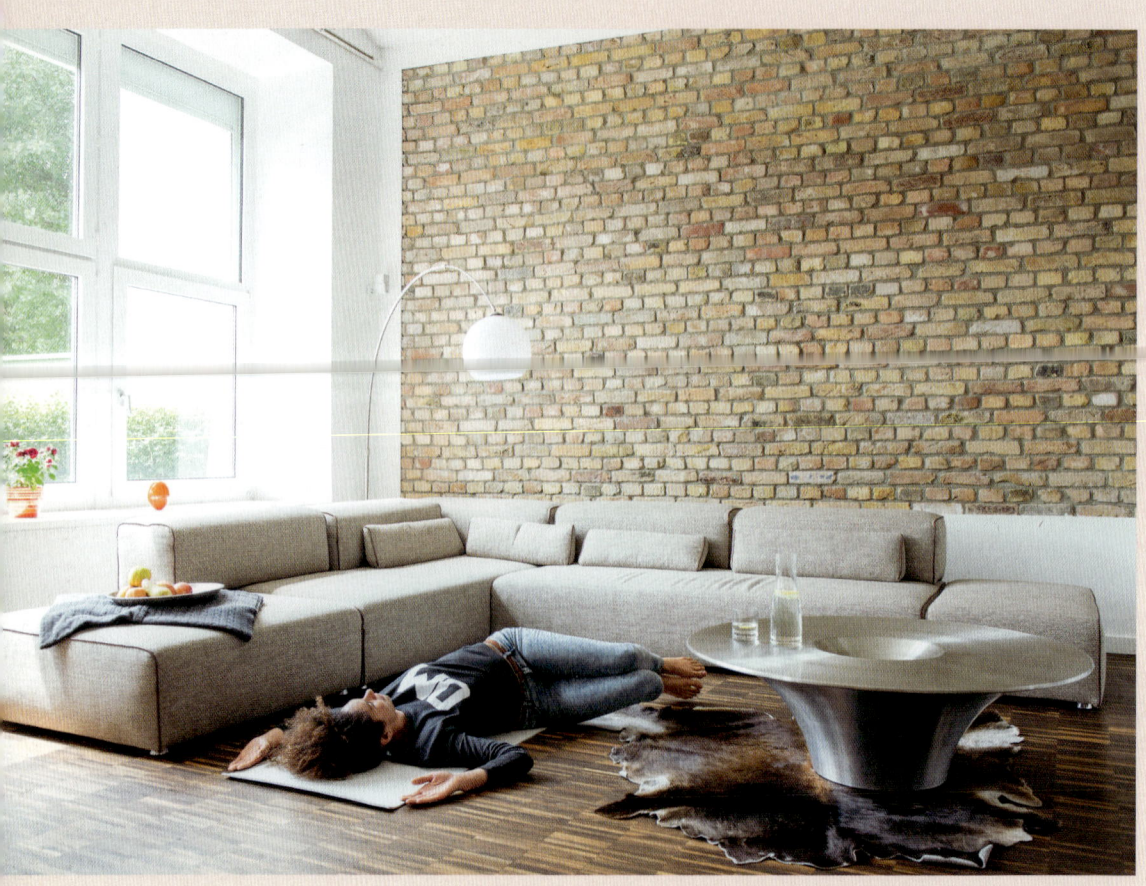

Diese Übung mache ich täglich. Sie ist eine Wohltat für die verspannte Muskulatur, entlastet blockierte Wirbel und mobilisiert die Wirbelsäule.

KNICK KNACK

1. Legen Sie sich auf den Rücken und heben Sie beide Beine im 90-Grad-Winkel an. Die Arme liegen angewinkelt auf Schulterhöhe, die Füße sind geflext (Zehen anziehen).

2. Lassen Sie mit der nächsten Ausatmung die Beine nach rechts sinken. Kurz über dem Boden halten und zurück zur Mitte.

3. Atmen Sie wieder ein und lassen Sie die Beine mit dem nächsten Ausatmen nach links absinken. Nicht ablegen.

4. So geht es links und rechts im Wechsel immer weiter: Einatmen in der Mitte, ausatmen und zur Seite kippen. Halten Sie die Spannung im Bauch und den Bodenkontakt im Schultergürtel.

VARIANTE Wenn Sie weiter gehen möchten und Ihr Rücken es verträgt, senken Sie die Beine lang gestreckt nach rechts und links.

Der Lat-Zug ist ein Klassiker aus dem Fitnessstudio, um die Schulter- und Rückenmuskulatur zu trainieren. Statt an einer Maschine lassen sich die gleichen Muskeln aber auch im heimischen Badezimmer trainieren.

HANDTUCH-LAT-ZUG

1. Schnappen Sie sich ein Handtuch und greifen Sie es so, dass Ihre Hände mehr als schulterbreit voneinander entfernt sind.

2. Nehmen Sie die Arme gestreckt über den Kopf und ziehen Sie mit beiden Händen das Handtuch straff auseinander.

3. Halten Sie diese Spannung und ziehen Sie das Handtuch kontrolliert hinter Ihrem Kopf nach unten Richtung Schultern.

4. Beim Einatmen strecken Sie die Arme wieder lang nach oben. Beim nächsten Ausatmen ziehen Sie sie erneut Richtung Schultern. Dabei halten Sie das Handtuch konstant unter Spannung.

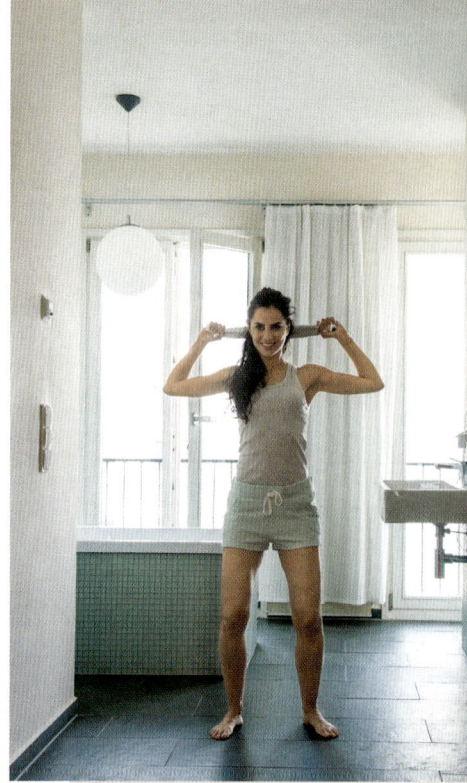

GERADER RÜCKEN $\longmapsto\longrightarrow$

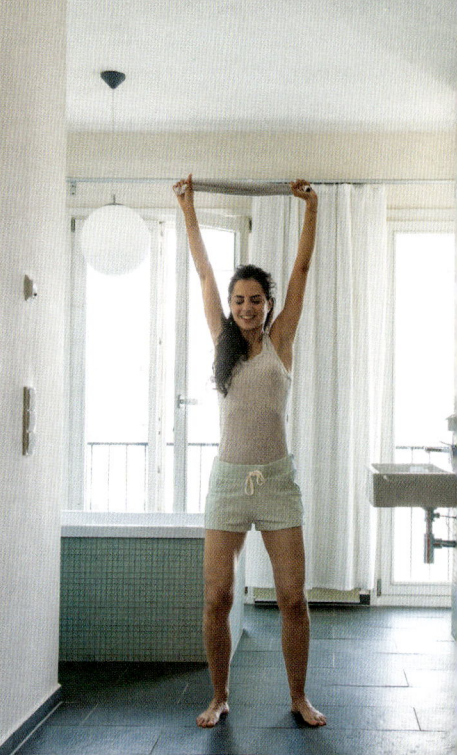

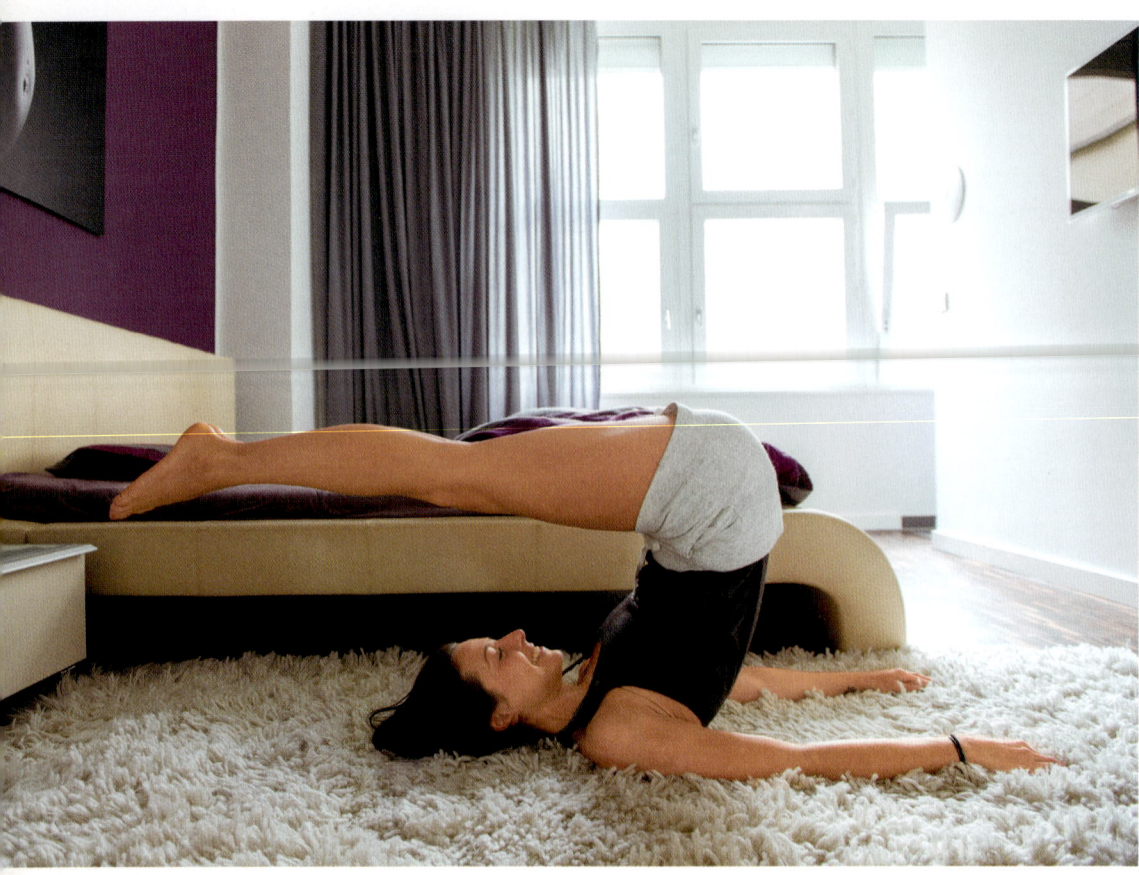

Wie Perlen liegen die einzelnen Wirbel aufgereiht übereinander. Stress und Haltungsfehler hinterlassen unschöne Spuren an dieser hübschen »Kette«. Diese Übung pflegt die strapazierte Wirbelsäule und baut schützende Muskeln auf.

PILATES ROLLOVER

1. Legen Sie sich lang auf den Rücken, die Arme liegen seitlich.

2. Atmen Sie ein und heben Sie beide Füße an. In einer fließenden, bewussten und achtsamen Bewegung rollen Sie nun Ihre Wirbelsäule langsam auf und führen die Füße über Ihren Kopf, bis Ihre Beine parallel zum Boden sind.

3. Atmen Sie aus und rollen Sie sich Wirbel für Wirbel sanft wieder ab, bis beide Beine etwa 45 Grad über dem Boden sind. Senken Sie Ihre Füße nur so tief ab, dass Sie die Spannung im Bauch noch halten können und nicht unnötig Ihre Wirbel und Bandscheiben strapazieren, indem Sie ins Hohlkreuz fallen.

4. Weiter so: Einatmen und Füße über den Kopf. Ausatmen, abrollen und Füße über dem Boden. Stellen Sie sich vor, Ihre Wirbelsäule wäre tatsächlich eine Perlenkette.

Das Bobby-Car ist wirklich ein herrliches Spielzeug, auch für uns Erwachsene. Diese Übung kräftigt Ihre Rumpfmuskulatur und mobilisiert gleichzeitig Ihre Wirbelsäule.

WACKELPETER

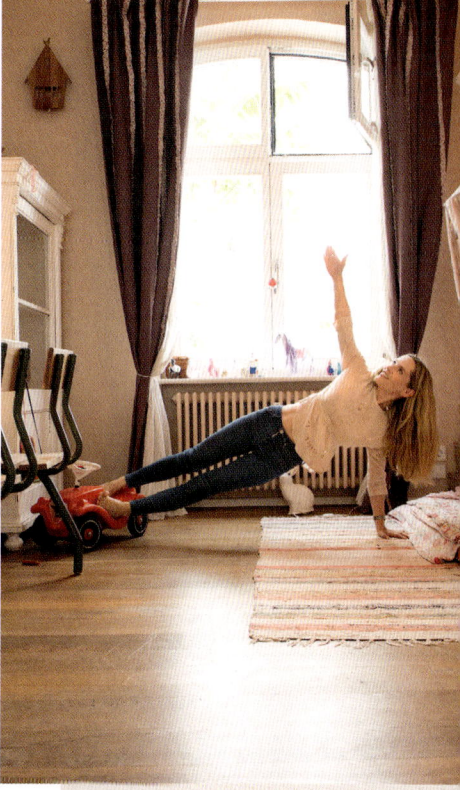

1. Platzieren Sie Ihre Füße übereinander auf dem Bobby-Car. Die äußere linke Fußkante ruht auf der eigentlichen Sitzfläche.

2. Kommen Sie nun in einen Seitstütz: beide Beine langgestreckt und das Becken angehoben. Halten Sie die Spannung und strecken Sie den rechten Arm lang nach oben. Das ist die korrekte Ausgangsposition für diese Übung.

3. Mit der nächsten Ausatmung führen Sie Ihre rechte Hand in einem weiten Bogen zu Ihrem linken Ellbogen und strecken sich mit der Einatmung wieder lang nach oben, die Brust schön geöffnet.

4. Immer weiter so: Einatmen, lang nach oben strecken, Brust öffnen. Ausatmen und einen großen Bogen Richtung Ellbogen. Achten Sie dabei auf eine gute Grundspannung im Rumpf.

5. Nicht vergessen: Auch die andere Seite trainieren.

VARIANTE Wem diese Haltung zu wackelig ist, der übt ohne Bobby-Car oder für den Anfang mit aufgestütztem Unterarm. Vielleicht legen Sie sich zusätzlich auch eine entlastende Unterlage (zum Beispiel eine Decke, eine Yogamatte oder ein Kissen) unter den aufgestützten Ellbogen.

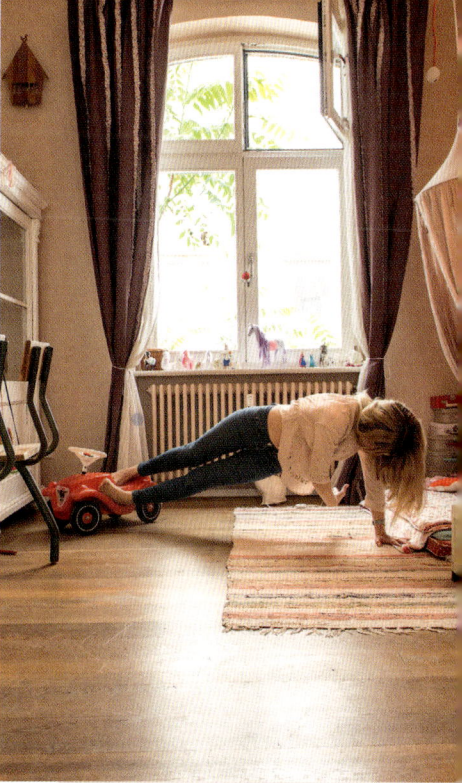

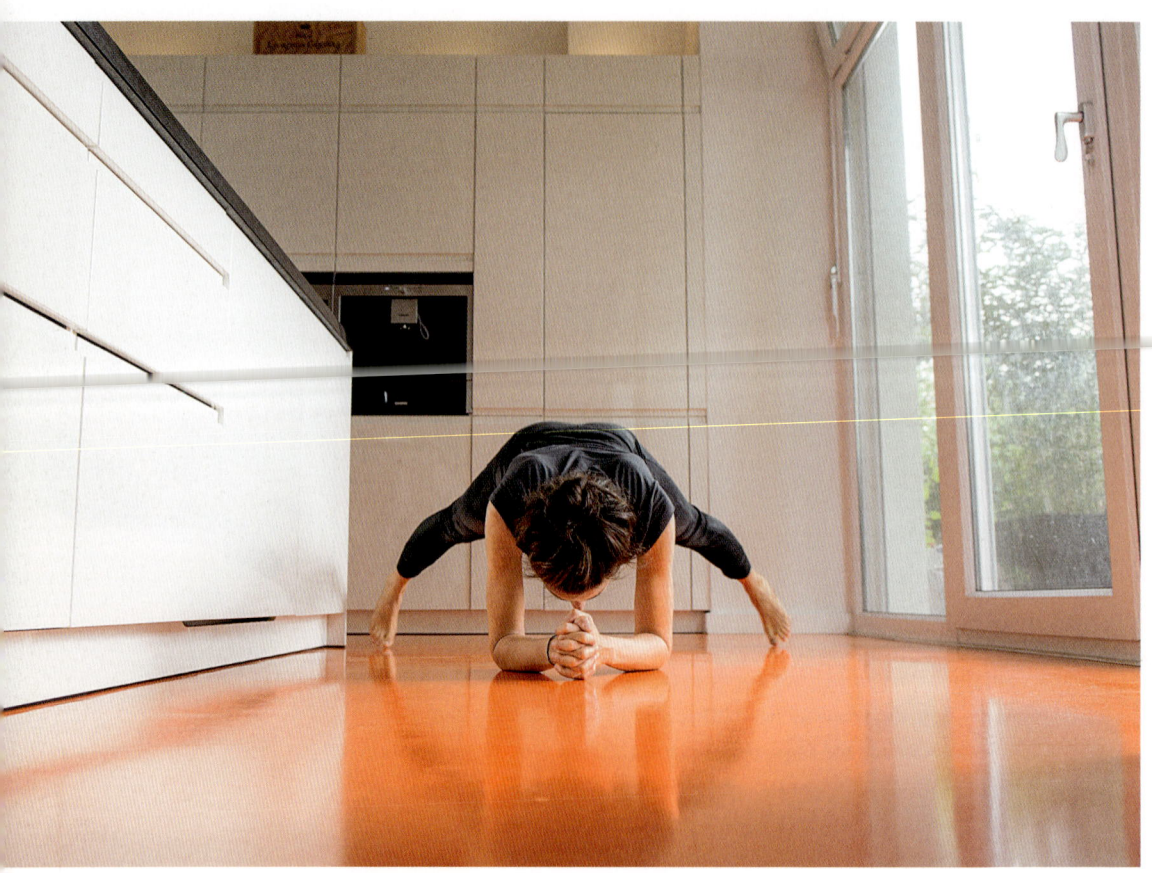

Die Planke ist ein effektives Allroundtalent und immer eine unkomplizierte und gleichzeitig gute Wahl für einen starken Rumpf. Damit es weder für Sie noch für Ihre schnell lernende Muskulatur langweilig wird, dürfen Sie sich gern mit den zahlreichen Varianten austoben. Zum Beispiel mit dieser hier.

HÜPFENDE PLANKE

1. Kommen Sie in eine stabile Planke. Der Bauchnabel ist fest, die Unterarme sind aufgestützt, Rumpf und Beine bilden eine Linie.
2. Springen Sie nun mit beiden Füßen erst auseinander und dann wieder zusammen. Der Oberkörper bleibt dabei nahezu unverändert, während sich die Füße dynamisch öffnen und schließen.
3. Achten Sie unbedingt auf Ihren unteren Rücken. Halten Sie ihn lieber etwas zu hoch, als im Lendenbereich zu sehr einzuknicken.

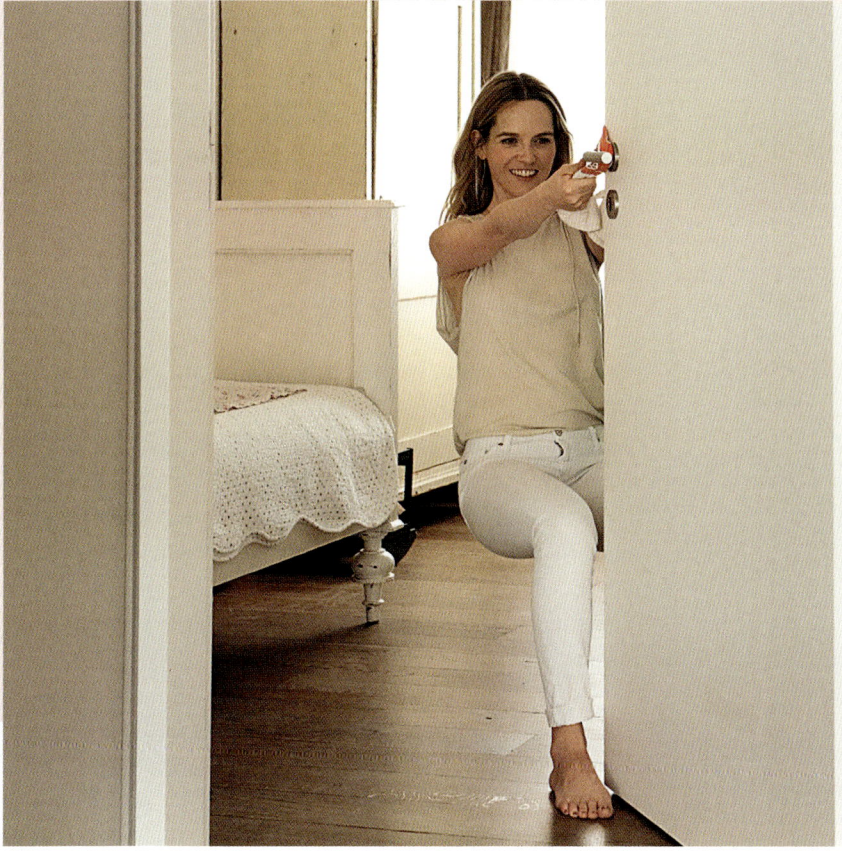

Stabile Türen sind im Gegensatz zu Rudergeräten in jedem Haushalt vorhanden. Und Sie können damit genauso gut Ihre Arm- und Rückenmuskeln stärken.

RUDERN

1. Stellen Sie sich vor eine geöffnete Tür und schlingen Sie ein Handtuch um beide Klinken. Greifen Sie die Enden möglichst nah an den Klinken und drehen Sie die Daumen nach oben.

2. Ihre Füße platzieren Sie rechts und links von der Tür, die Fersen sind ungefähr auf Höhe der Türklinken. Achten Sie auf einen sicheren Stand, üben Sie am besten barfuß oder mit Schuhen.

3. Lehnen Sie sich so weit nach hinten, bis Ihre Arme gestreckt sind. Ober- und Unterschenkel sind im 90-Grad-Winkel zueinander. Vielleicht müssen Sie noch etwas mit den Füßen nach vorn wandern, um die optimale Position zu finden.

4. Ziehen Sie sich nun mit geradem Rücken und stolzer Brust zur Tür und ziehen Sie die Schulterblätter hinten zusammen. Beim Ausatmen strecken Sie kontrolliert die Arme wieder und lassen sich nach hinten absinken. Weiter so in fließenden Bewegungen.

Im Büro haben wir meist eine Menge um die Ohren und es gibt viel zu viel, was auf unseren Schultern lastet. Hier habe ich eine Übung für Sie, mit der Sie vor allem den oberen Rücken kräftigen und lockern.

SCHULTER-LIFT

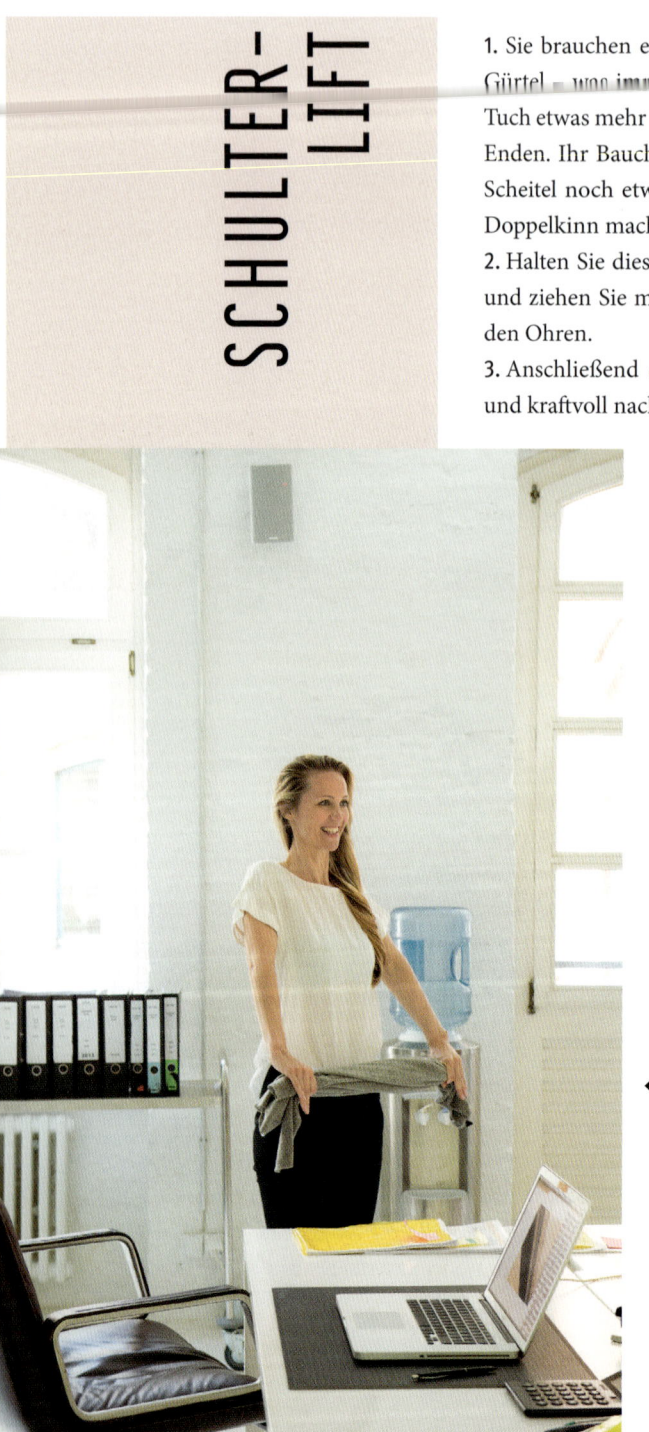

1. Sie brauchen ein Handtuch, ein Tuch, einen Schal oder einen Gürtel – was immer Sie gerade zur Hand haben. Greifen Sie das Tuch etwas mehr als schulterbreit und ziehen Sie kräftig an beiden Enden. Ihr Bauch ist fest, Ihr Hals lang. Sie dürfen sich gern am Scheitel noch etwas mehr nach oben strecken und ein (leichtes) Doppelkinn machen.

2. Halten Sie diese Aufrichtung und die Spannung auf dem Tuch und ziehen Sie mit gestreckten Armen die Schultern kraftvoll zu den Ohren.

3. Anschließend drücken Sie Ihre Schultern wieder kontrolliert und kraftvoll nach unten.

4. Machen Sie weiter so: Einatmen, Schultern hoch. Ausatmen, Schultern senken. Dabei immer die Spannung auf dem Tuch halten.

VARIANTE Sollte die Übung zu schmerzhaft sein, gehen Sie lieber einen Schritt zurück und lockern erst einmal Ihre Schultern. Dafür atmen Sie ein, ziehen die Schultern zu den Ohren, halten kurz inne und lassen mit der Ausatmung die Schultern dann abrupt wieder fallen. Mehrmals wiederholen.

← TUCH BLEIBT GESPANNT

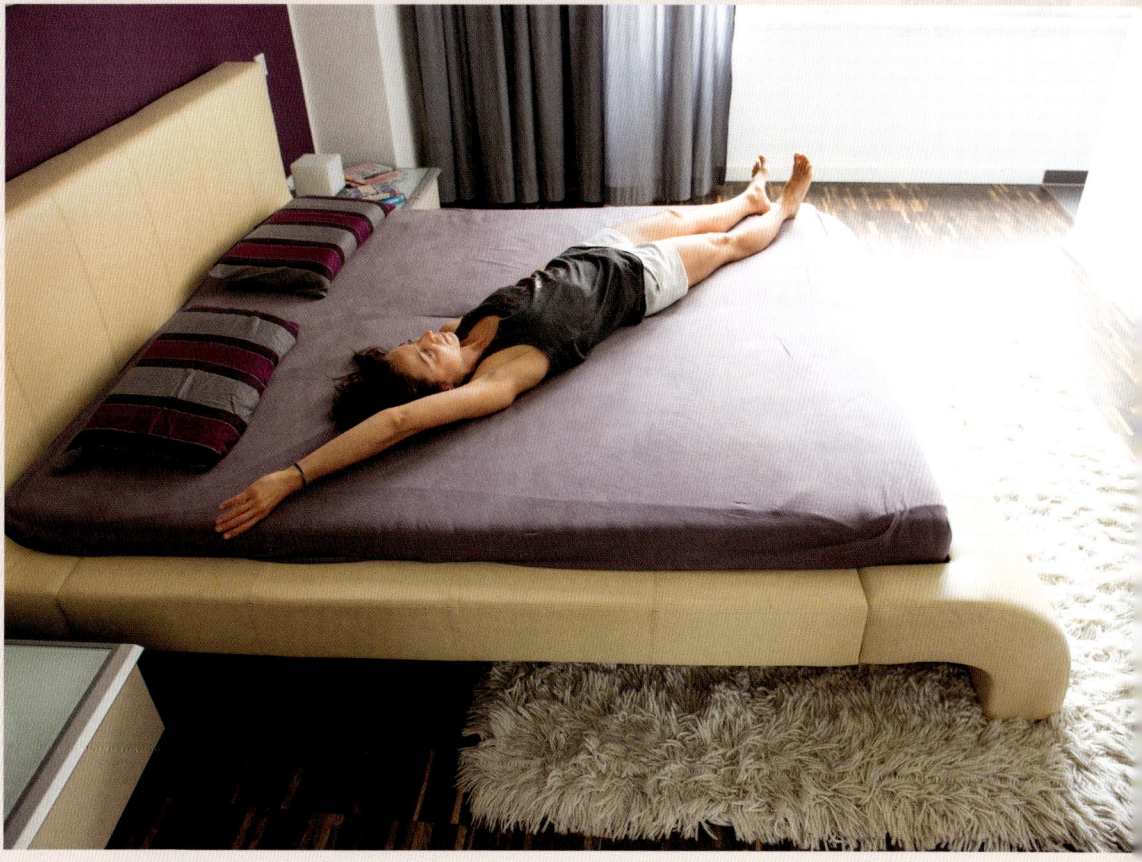

Die meisten von uns fühlen sich irgendwie schief und sind es auf körperlicher Ebene auch tatsächlich. Sich bewusst und achtsam am Ende des Tages auszustrecken, ist daher eine echte Wohltat.

LANG-STRECKER

1. Legen Sie sich ausgestreckt auf den Rücken. Achten Sie schon dabei darauf, dass Sie wirklich gerade liegen.

2. Atmen Sie einmal kräftig ein und aus und entspannen Sie sich.

3. Legen Sie den rechten Arm lang neben Ihren Kopf. Der linke Arm bleibt neben dem Oberkörper (Handfläche nach unten).

4. Atmen Sie tief in den Bauch ein und strecken Sie dabei das rechte Bein und den rechten Arm lang aus, als würde man Sie an der Hand und am Fuß auseinanderziehen.

5. Während Sie ganz langsam ausatmen, drücken Sie die rechte Ferse und Hüfte in den Boden und ziehen sich am ausgestreckten Arm gleichzeitig lang … lang … lang … Lösen Sie die Streckung erst, wenn keine Luft mehr in den Lungen ist.

6. Einatmen, noch zweimal wiederholen, dann die Seite wechseln.

ARM-SHAPING

WORKOUT FÜR SCHÖNE ARME

Als ich noch im Fitnessstudio arbeitete, bekam ich von den Frauen, die dort trainierten, nahezu täglich zu hören: »Ich hätte gerne Arme wie Madonna.« Das dazu nötige Armtraining haben die meisten dann allerdings weggelassen. Denn genauso groß wie der Wunsch nach schlanken, straffen, definierten Armen ist auch die Angst vor zu großen Muskelbergen. Definiert, aber lieber mädchenhaft zart sollen die Arme sein, auf keinen Fall zu männlich. Als ob wir Frauen nicht schon genug Problemzonen hätten, wurden so auch die Arme zu einem völlig überflüssigen Krisengebiet des weiblichen Körpers. Und nun? Lieber nix machen? Hungern? Ich verrate es Ihnen: Madonna trainiert und das sollten Sie auch. Denn starke Arme geben uns Halt, helfen uns, kraftvoll die Welt zu umarmen und das Leben anzupacken. Gleichzeitig halten sie uns all das vom Leib, was wir nicht an uns heranlassen wollen. Statt sich nur auf Bauch, Beine und Po zu konzentrieren, fordern Sie also lieber den ganzen Körper. Je mehr Muskelmasse Sie auch im Oberkörper haben, desto straffer wird schließlich auch Ihr Unterkörper – und damit vermutlich der Bereich, der Ihnen die meisten Sorgen bereitet. Ganz automatisch.

Zum Glück gibt es ebenso viele Übungen und Varianten wie Gelegenheiten, sich ein passendes Fitness-Mini für straffe, schlanke Arme zu schenken. Und keine Sorge: Natürlich werden Sie auch weiterhin in Ihre T-Shirts und Blusen passen und wunderbar weiblich aussehen. Denn es ist für Frauen nahezu unmöglich, sich auf natürlichem Weg eine hünenhafte Bodybuilder-Figur anzutrainieren. Lassen Sie es einfach auf einen Versuch ankommen. Was haben Sie zu verlieren?

STARKE ARME STATT BINGO WINGS:
STRONG IS THE NEW SKINNY, LADIES!

Diese Übung begleitet mich schon viele Jahre und ist Teil meines Frühlings-notfallpakets, wenn viele Frauen panisch ihre Oberarme für luftig zarte Tops straffen möchten. Noch heute, nach all den Trainingsjahren, spüre ich jedes Mal sehr intensiv die Wirkung.

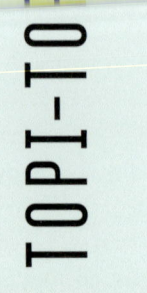

TOPI-TOP

1. Sie stehen gerade, die Knie sind hüftbreit geöffnet und leicht gebeugt. Ihr Becken kippen Sie etwas zum Bauchnabel, damit der Rücken schön lang ist und entlastet wird.

2. Strecken Sie Ihre Arme gerade nach hinten und drehen Sie die Handrücken zueinander, bis die Daumen zur Decke zeigen. Heben Sie nun Ihre Arme, so hoch Sie können.

3. Halten Sie die Höhe und die Spannung in den Armen und bewegen Sie diese dann in wirklich sehr kleinen Millimeter-Schritten noch etwas höher. Und wieder etwas zurück. Und weiter so: hoch, ein mini-bisschen zurück, hoch … Korrigieren Sie immer wieder die Daumen zur Decke und die Arme zum höchsten Punkt.

4. Machen Sie möglichst viele Wiederholungen. 50? 80? 100?

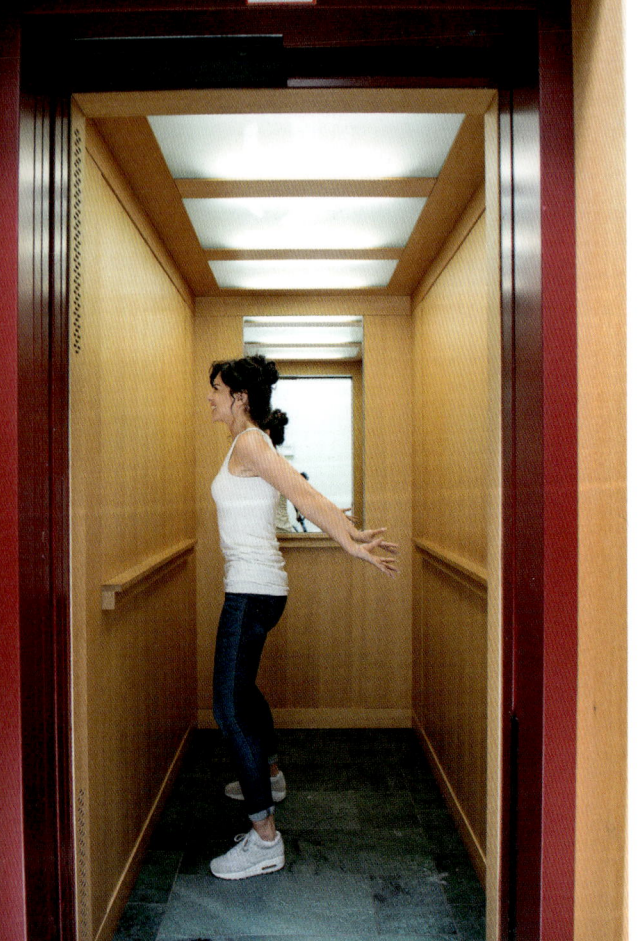

⟵————————⊢ HANDRÜCKEN ZUEINANDER

Liegestütze und Frauen sind ein Thema für sich. Die folgende abgeschwächte Form mache ich am liebsten in der Küche, während das Essen vor sich hin blubbert und brutzelt. Sie können aber auch jede andere Gelegenheit nutzen.

EASY-STÜTZ

1. Stützen Sie Ihre Hände etwa schulterbreit auf der Arbeitsfläche, dem Tisch oder dem Fensterbrett auf und gehen Sie mit den Füßen zurück, bis Sie eine stabile Stützposition gefunden haben. Ihre Arme sind gestreckt, Ihr Gewicht ruht auf den Händen und Zehenspitzen, der Bauch ist fest, der Nacken lang und gerade.

2. Atmen Sie ein und drücken Sie sich mit der nächsten Ausatmung dynamisch weg von der Ablage, bis sich die Hände lösen und Sie wieder stehen.

3. Beim Einatmen die Hände wieder aufsetzen und einen »Liegestütz« machen. Beim Ausatmen erneut schwungvoll hochdrücken, dann einatmen und wieder zurück in den »Liegestütz« …

4. Die Position der Füße bleibt die ganze Zeit über unverändert. Die Bewegung entsteht aus der Kraft Ihrer Arme und des Bauchs.

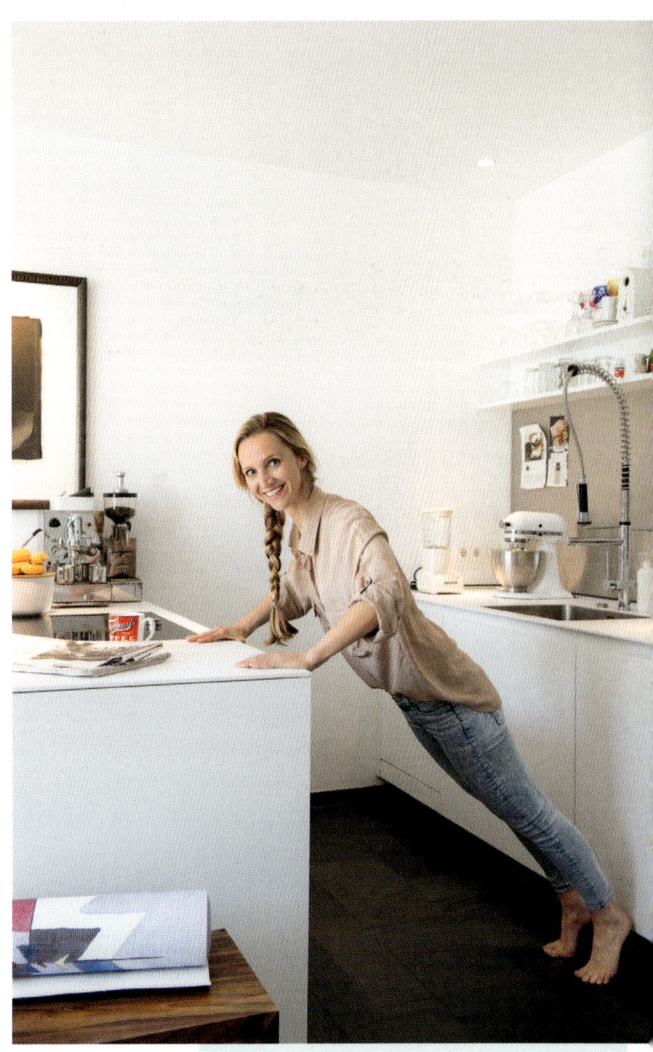

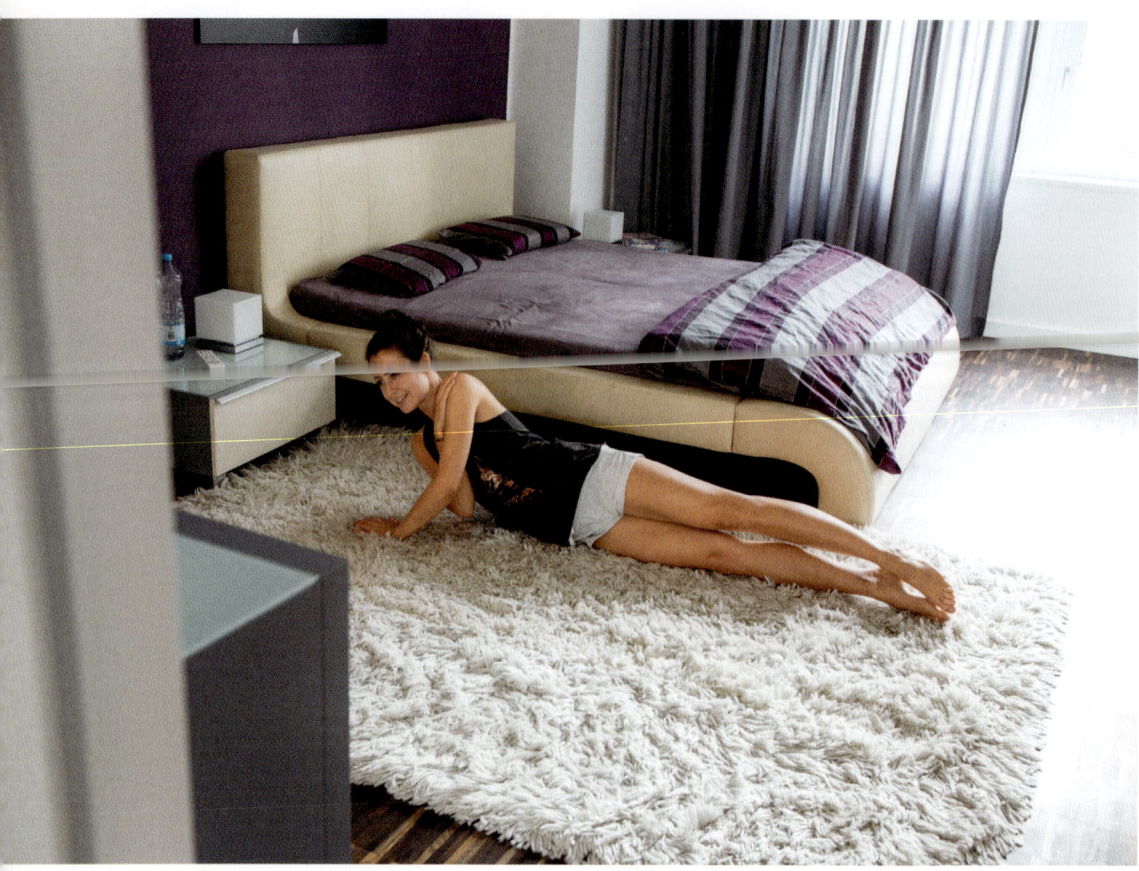

Um der Armmuskulatur immer mal wieder höhere Reize zu schenken, eignet sich die folgende Übung. Keine Sorge wegen der Wiederholungszahl, die steigert sich bei regelmäßigem Üben von ganz allein. Bei meinem ersten Versuch schaffte ich mit Müh und Not gerade einmal drei. Inzwischen sind es 108. Okay, nicht ganz. Aber bei Ihnen vielleicht.

EINARMSPITZE

1. Legen Sie sich lang auf die rechte Seite, berühren Sie mit der rechten Hand die linke Schulter und setzen Sie die linke Hand vor sich auf Brusthöhe auf den Boden.

2. Mit der nächsten Ausatmung, ziehen Sie den Bauchnabel ein und drücken Ihren Oberkörper kraftvoll hoch. Die Beine bleiben gestreckt auf dem Boden.

3. Beim Einatmen senken Sie den Oberkörper wieder ab, beim Ausatmen drücken Sie ihn erneut nach oben, Einatmen, absenken. Ausatmen, hochdrücken – so oft Sie können.

4. Anschließend die Seite wechseln.

Trainierte Arme werden durch den Trizeps definiert, einfach weil er zwei Drittel der Oberarmmuskulatur ausmacht. Nutzen Sie also die nächste Pause und die nächste Wand für ein fokussiertes Fitness-Mini wie dieses.

TRIZEPS-DRÜCKER

1. Lehnen Sie sich mit dem Rücken so gegen eine Wand, dass Ihre Füße etwas mehr als eine Fußlänge davon entfernt sind. Ihre Arme hängen seitlich eng am Körper herab.

2. Nun winkeln Sie Ihre Arme an, ziehen die Ellbogen etwas nach hinten oben und stützen sich mit den äußeren Handkanten gegen die Wand. Ihr Körper bildet von Kopf bis Fuß eine angespannte, gerade Linie.

3. Sollten viele Menschen um Sie herumstehen, halten Sie einfach unauffällig diese Spannung.

4. Haben Sie die Chance auf etwas mehr Bewegung, ohne komplett albern auszusehen, drücken Sie sich dynamisch mit den Handkanten ab, bis Sie die Wand nicht mehr berühren. Strecken Sie die Arme lang nach hinten und halten Sie kurz die Spannung.

5. Und dann machen Sie ähnlich wie beim »Easy-Stütz« (siehe Seite 73) kleine dynamische Bewegungen: wegdrücken, stehen, wegdrücken, stehen, wegdrücken, stehen … Sie werden Ihren Trizeps sehr schnell spüren. Halten Sie die Spannung in ihm während der ganzen Übungsabfolge.

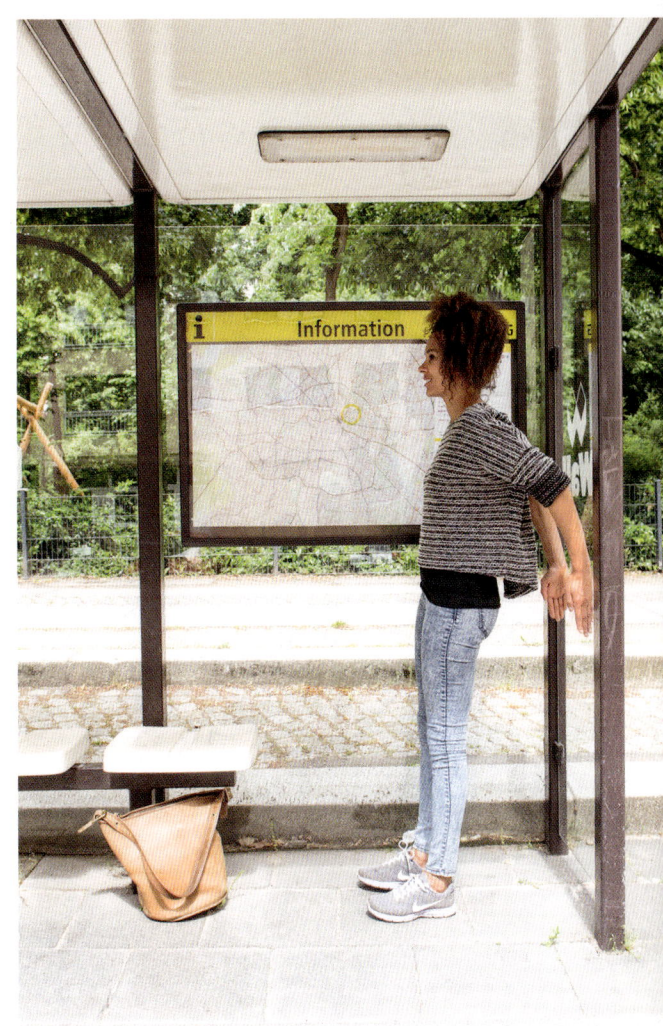

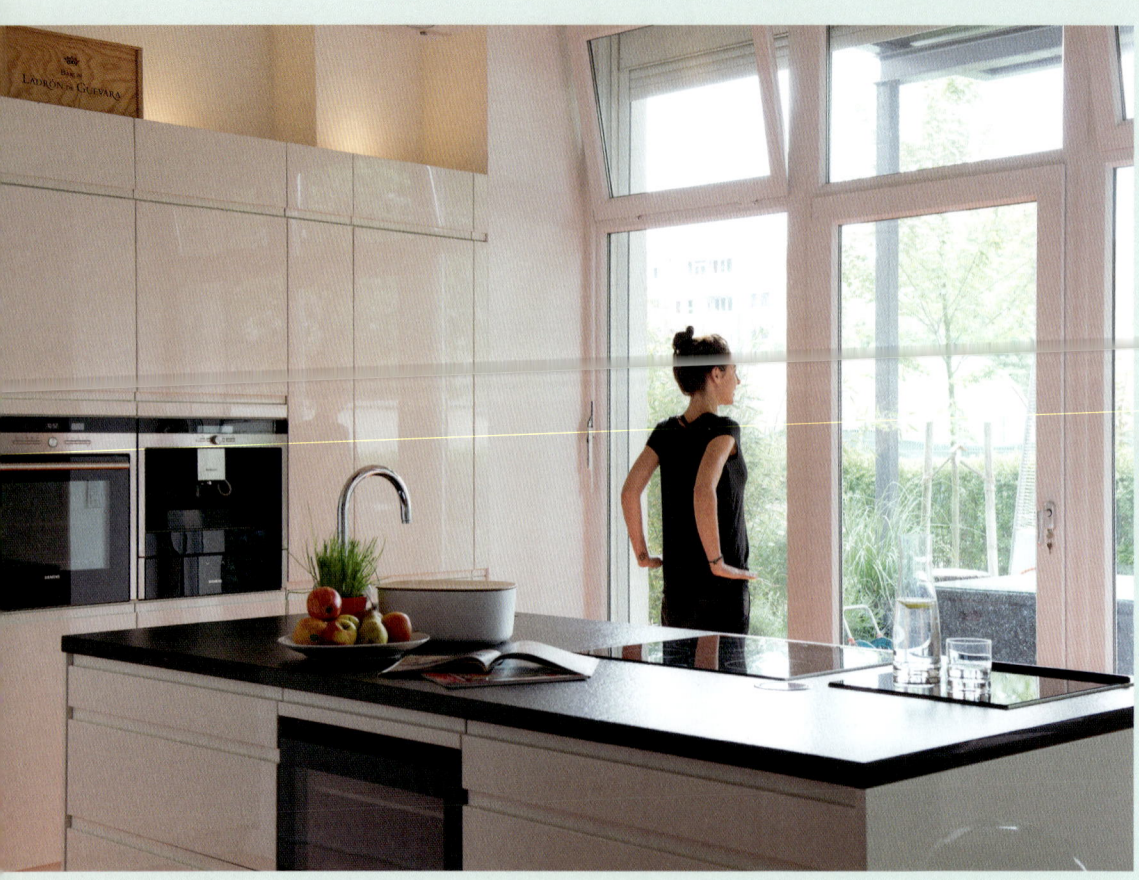

Unspektakuläre Übungen sind mir die liebsten. Diese stammt noch aus meiner Kinder-Ballett-Zeit am Chemnitzer Opernhaus. Effektiv. Passt. Überall. Gern auch mit extra Gewicht in den Händen.

BALLETT-ARME

1. Sie stehen aufrecht und gerade, der Hals ist lang, der Bauchnabel eingezogen.

2. Heben Sie beide Arme gestreckt nach hinten an und lassen Sie Ihre Unterarme kreisen. Elegant nach vorn und kraftvoll zurück, ohne die Spannung im Trizeps zu verlieren.

3. Während die Oberarme unverändert hoch bleiben, kreisen nur die Unterarme. Achten Sie die ganze Übung über auf die Spannung im Bauch und eine aufrechte Haltung.

Wenn Sie schlaffen Oberarmen vorbeugen wollen, ist dieses Trizepstraining ideal – vielleicht im Bad, in der Küche oder in der Werbepause auf der Couch?

TATORT-TRIZEPS

1. Wählen Sie eine etwa kniehohe Fläche: einen Stuhl, ein Sideboard oder wie hier die Lehne der Couch. Stellen Sie sich mit dem Rücken dazu und umfassen Sie mit beiden Händen die Kante.

2. Strecken Sie die Beine. Ihr Gewicht ruht auf den Fersen, der Po ist nur wenig von der Kante entfernt. Die Arme sind gestreckt.

3. Beugen Sie nun Ihre Ellbogen, bis Ober- und Unterarme im 90-Grad-Winkel zueinander sind.

4. Drücken Sie sich wieder nach oben. Anschließend wieder beugen, hochdrücken, beugen … Dabei das Atmen nicht vergessen.

VARIANTE Wer weiter gehen möchte, hört nicht auf, wenn es scheinbar zu anstrengend wird, sondern geht noch einmal tief und macht mindestens weitere 10 kleine Mini-Stütze.

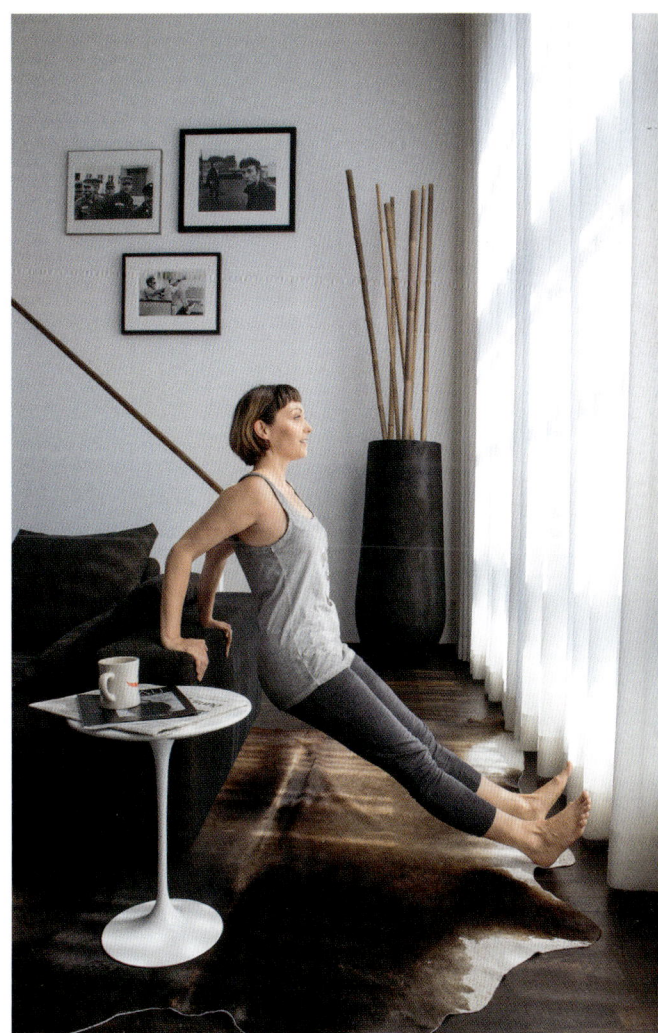

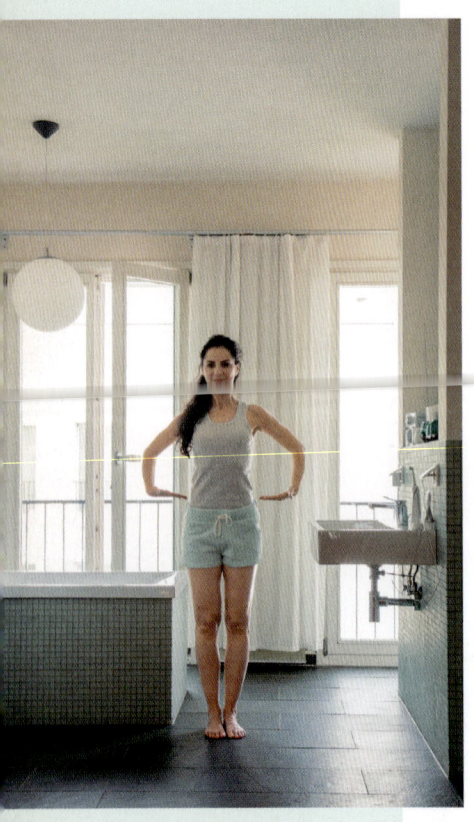

Auch diese Übung geht nahezu überall und darf mit kleinen Gewichten wie Büchern oder Wasserflaschen in den Händen natürlich gern noch intensiviert werden.

EGYPT MOVE

1. Sie stehen aufrecht und gerade, der Bauch ist fest und die Schultern sind weg von den Ohren.

2. Formen Sie mit beiden Armen rechts und links einen Bogen zur Hüfte, als würden Sie zwei riesige Bälle halten. Die Handflächen zeigen nach oben, die Fingerspitzen zum Becken.

3. Heben Sie nun beide Arme so über den Kopf, dass der Bogen erhalten bleibt. Die Handflächen drehen Sie Richtung Decke.

4. Machen Sie weiter: Bogen runter, Bogen hoch, runter, hoch … Die Handflächen zeigen dabei immer (!) nach oben.

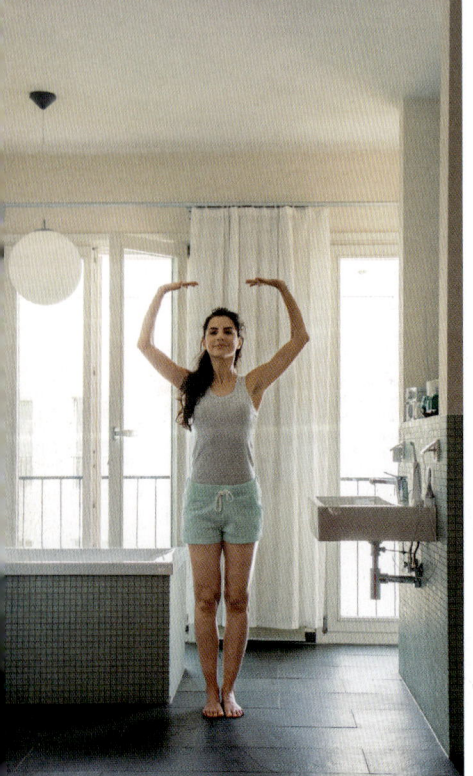

BAUCH ANSPANNEN

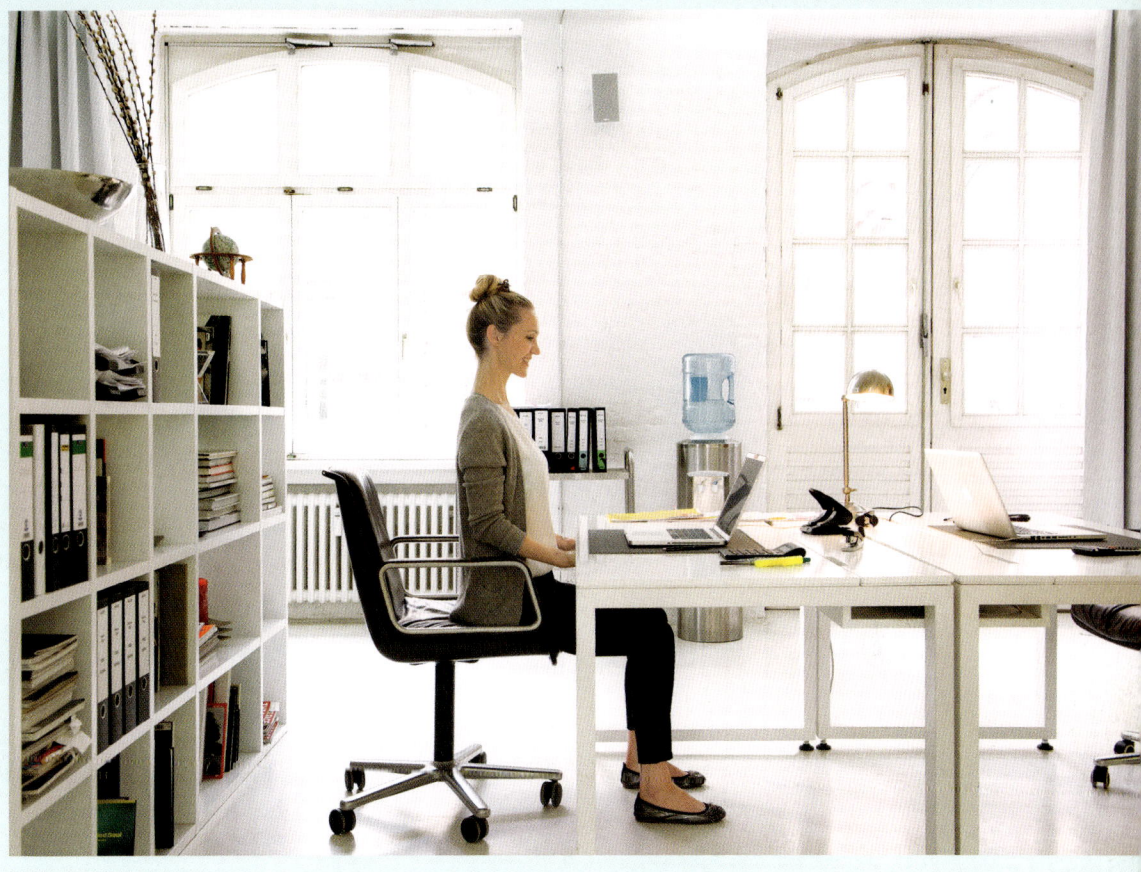

Auch im Büro können Sie ganz unauffällig Ihren Bizeps trainieren. Dafür brauchen Sie nicht mehr als einen Stuhl, Ihren Schreibtisch und die nächstbeste Gelegenheit. Worauf warten Sie noch?

SCHREIB-TISCH-BIZEPS

1. Setzen Sie sich auf die vordere Kante des Stuhls. Ihre Füße sind, wo sie eben sind – Hauptsache stabil auf dem Boden.

2. Drehen Sie Ihre Handflächen nach oben und drücken Sie von unten gegen die Tischplatte. Achten Sie auf einen langen Hals, einen geraden Rücken und ziehen Sie den Bauchnabel nach innen, für eine gute Bauchspannung.

3. Halten Sie die Spannung oder stimulieren Sie die Muskeln durch kleine dynamische Impulse.

Diese Übung habe ich selbst lange Zeit unterschätzt, doch inzwischen ist sie einer meiner liebsten Lückenfüller. Wenn gar nichts geht, Armrotation geht immer und sorgt für schöne, definierte Arme, die uns Frauen jung und dynamisch aussehen lassen. Kleine Übung, großer Nutzen.

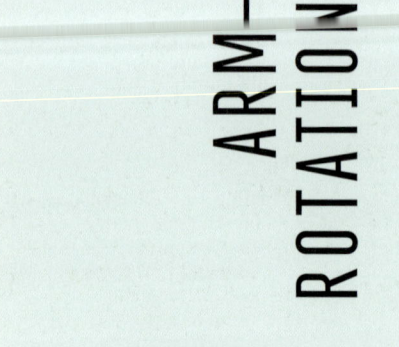

ARMROTATION

1. Sie stehen gerade und wie immer gilt: Bauchnabel nach innen ziehen, Schultern weg von den Ohren. Strecken Sie beide Arme seitlich lang aus.

2. Beginnen Sie nun mit kleinen Rückwärtskreisen. Spielen Sie dabei gern etwas mit dem Radius und finden Sie Ihre persönliche Belastungsgrenze.

3. Kreisen Sie, solange Sie wollen, und lockern Sie danach Arme und Schultern.

4. Wer etwas weiter gehen möchte, macht noch ein paar zusätzliche Durchgänge oder nimmt Gewichte dazu.

VARIANTE Die Arme nach vorn oder oben strecken und wieder kleine Kreise formen.

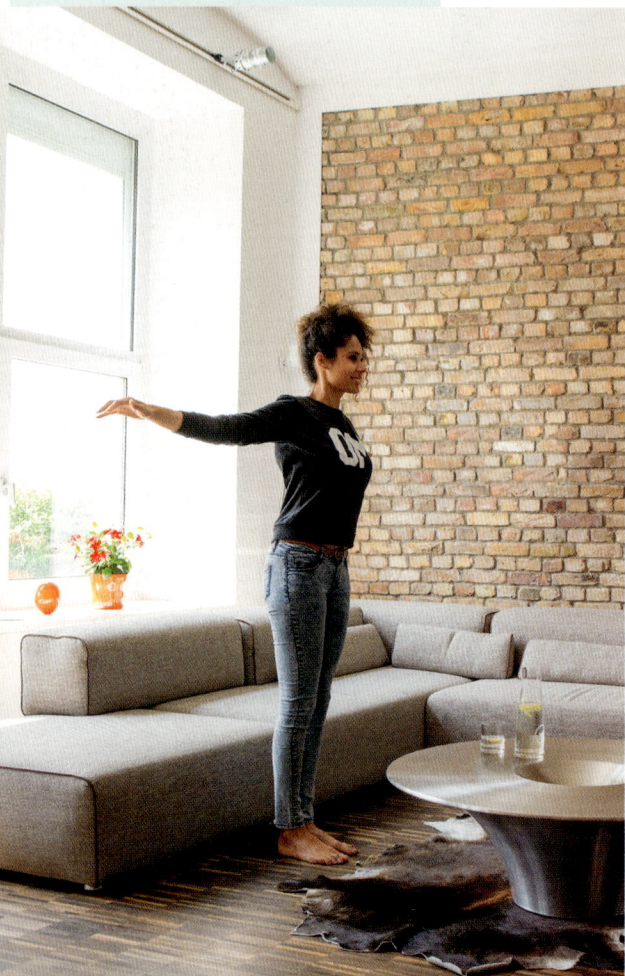

← ————————————————→ GERADE ARME

Diese Übung mag ich sehr gern, weil sie den Deltamuskel so schön formt, was uns Frauen automatisch die Arme verschönert. Außerdem ist sie herrlich unkompliziert und so unauffällig, dass sie überall geht – egal ob auf dem Spielplatz, im Büro oder mal schnell im Aufzug.

SCHULTER-SHAPING

1. Greifen Sie mit beiden Händen ein Gewicht, zum Beispiel wie Ceyda ihre Tasche.

2. Stellen Sie sich aufrecht und gerade hin. Der Bauch ist fest, die Füße sind hüftbreit geöffnet, die Knie leicht gebeugt und die Schultern weg von den Ohren.

3. Beugen Sie nun Ihre Arme und führen Sie das Gewicht parallel zum Oberkörper bis auf Brusthöhe nach oben. Ihre Ellbogen zeigen dabei nach außen, der Oberkörper bleibt gerade.

4. Heben und senken Sie nun langsam und gleichmäßig Ihr Gewicht. Auf, ab, auf, ab ...

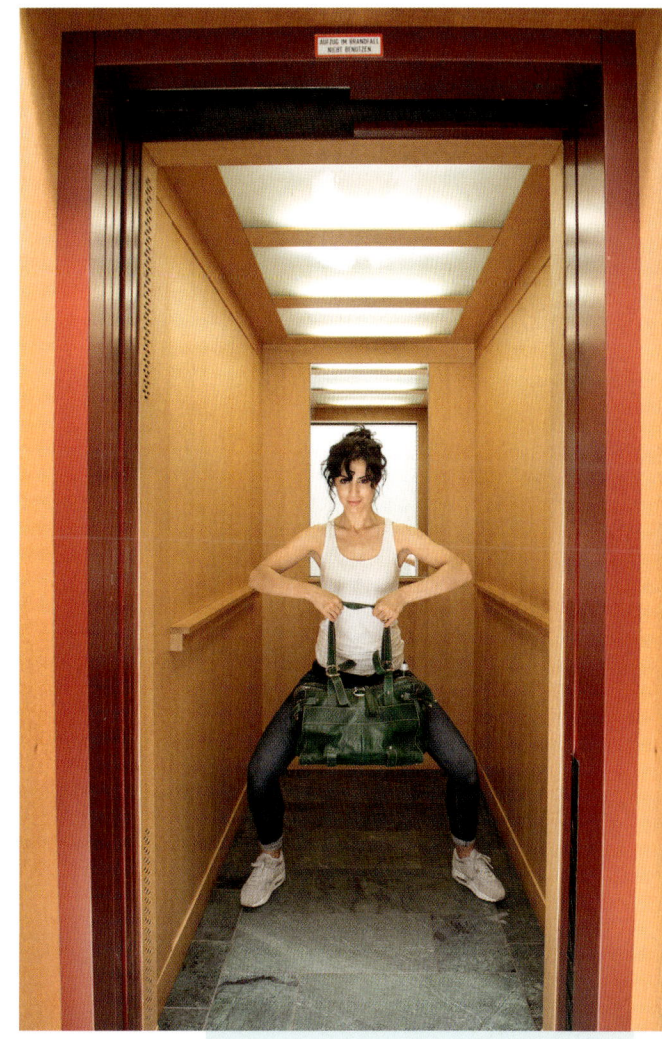

HAPPY BRAIN

WORKOUT FÜR EINE BESSERE KOORDINATIONSFÄHIGKEIT

Für die meisten Menschen ist es ganz selbstverständlich, dass ihre Muskeln die jeweils gewünschten Bewegungsabläufe gezielt umsetzen. Es geschieht ja auch permanent und zumeist unbewusst. Wenn es aber so selbstverständlich ist, braucht es dann in (m)einem Sportbuch ein eigenes Kapitel für die Koordination? Unbedingt, rieten mir ausgerechnet meine extrem durchtrainierten (männlichen) Freunde. Ihr Standpunkt: Manche Übungen schaffen wir durch Kraft, manche durch Beweglichkeit und manche durch fleißiges Üben. Doch es geht nie ohne Koordination. Sie ist die Basis für jegliche Bewegung.

Wirklich überzeugend fand ich schließlich die Forschungsergebnisse der ehemaligen NASA-Wissenschaftlerin Dr. Joan Vernikos. Sie hatte beobachtet, dass athletische, durchtrainierte Astronauten als tatterige Greise aus dem All auf die Erde zurückkamen. Ihre Körper, Knochen, Bänder und Muskeln waren lange Zeit der Schwerelosigkeit ausgesetzt und schienen nun um Jahrzehnte gealtert. Erst nach einer bewegungsreichen Reha-Phase fanden die Astronauten wieder zu ihrer ursprünglichen Topform zurück. Dr. Vernikos kam daher zu dem Schluss, dass unsere Muskeln die Herausforderung der Schwerkraft brauchen, um möglichst lang jung und dynamisch zu bleiben.

Auch wenn wir nicht ins Weltall fliegen: Wer permanent sitzt, nimmt der Erdanziehung ihre Kraft, schaltet quasi auf Schwerelosigkeit. Wer dagegen seinen Körper mit Fitness-Minis regelmäßig den Gravitationskräften aussetzt und seine Balance und Koordination trainiert, hat ein effektives Anti-Aging-Rezept.

KOORDINATIONSTRAINING ALS JUNGBRUNNEN:
WENN DAS NICHT MOTIVIERT.

Bordsteinkanten, Treppenabsätze oder Türschwellen: Überall gibt es kleine Er-
höhungen, die sich super eignen, um die Balance zu testen und zu verbessern. Und
während Sie Ihre Beinmuskulatur trainieren, massieren Sie gleichzeitig noch Ihre
Venen. Ein toller Frischekick also auch bei müden oder schweren Beinen.

CLIFF
HANGER

1. Stellen sie sich mit beiden Füßen an die Bordsteinkante und
rutschen Sie so weit nach hinten, bis die Fersen in der Luft schwe-
ben und nur noch die Ballen beziehungsweise die Zehen Kontakt
zum Boden haben.

2. Nun lassen Sie erst Ihre Fersen so weit wie möglich nach unten
absinken und drücken sich anschließend so hoch wie möglich in
den Zehenstand.

3. Im Wechsel immer weiter so: runter, hoch, runter, hoch …
Achten Sie auf eine ruhige, gleichzeitig kraftvolle Ausführung.

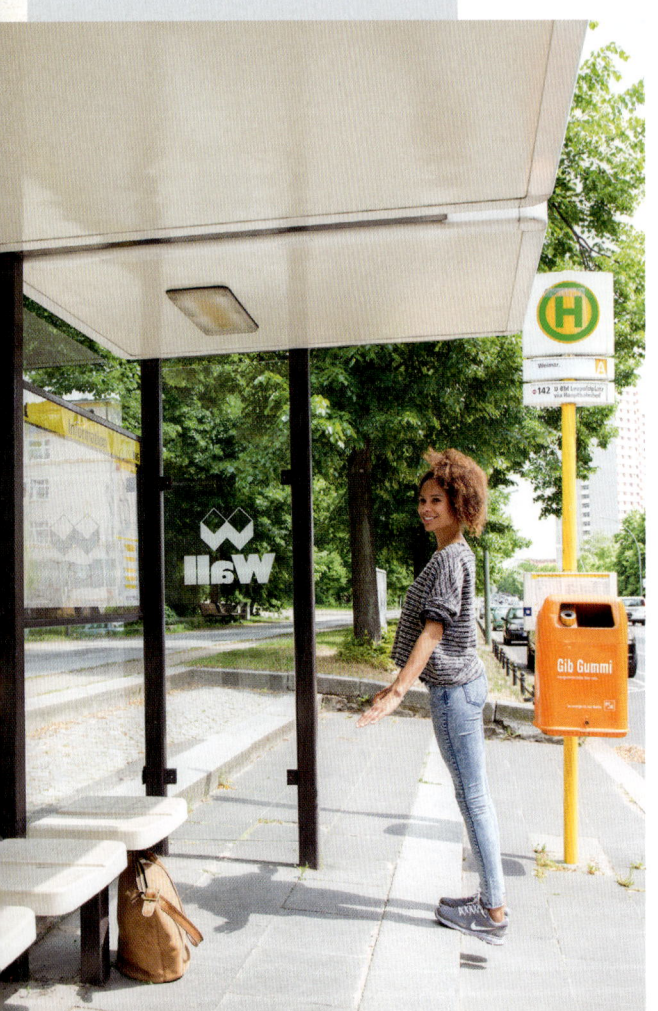

←——————————————————— KRAFTVOLL HOCH UND RUNTER

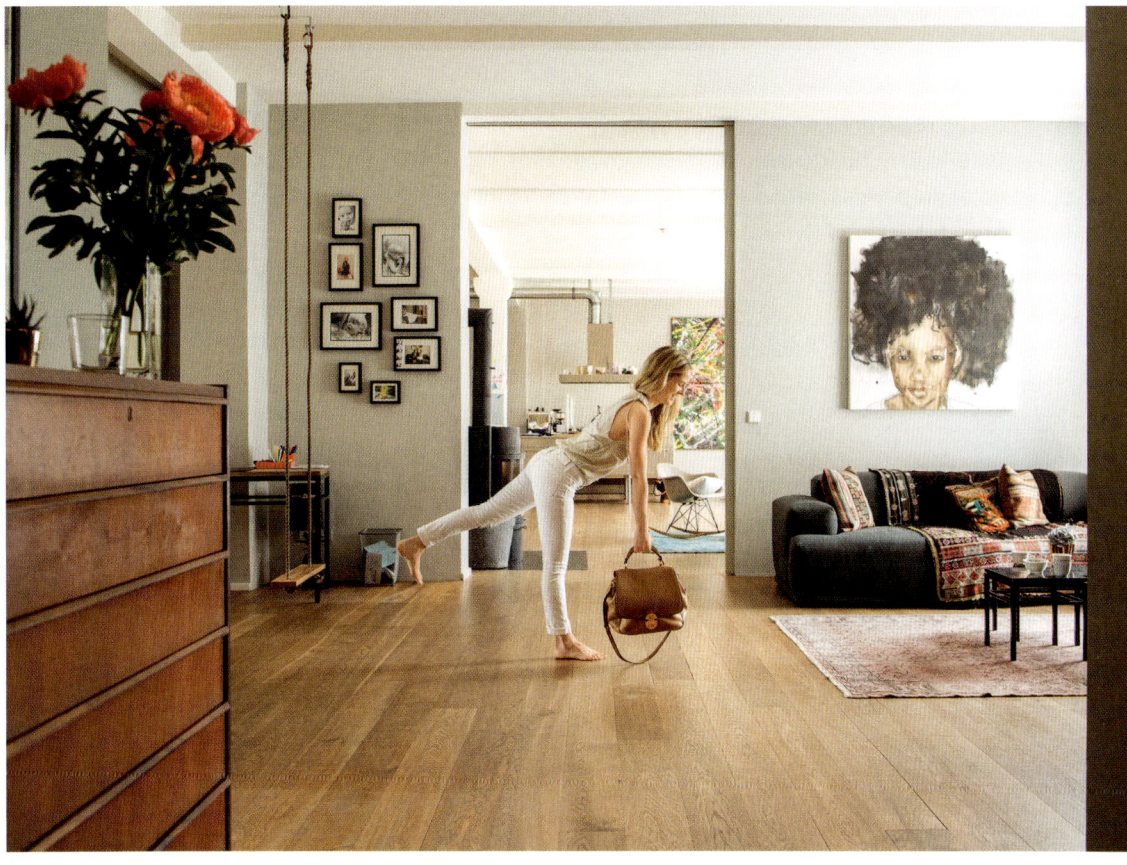

Schnell ins Büro hetzen oder doch lieber erst ins Gleichgewicht kommen? Die folgende Übung zeigt Ihnen, wie sehr Sie im Moment in Balance sind – oder eben nicht. Gleichzeitig kräftigt sie Ihre Rumpf-, Gesäß- und Beinmuskulatur.

PENDEL

1. Sie stehen gerade und halten eine (schwere) Tasche oder ein anderes geeignetes Gewicht in der rechten Hand. Atmen Sie tief ein, ziehen Sie sich am Scheitel lang nach oben, spannen Sie den Beckenboden an und ziehen Sie den Bauchnabel nach innen.

2. Senken Sie mit geradem Rücken den Oberkörper in die Standwaage ab, während Sie gleichzeitig das linke Bein anheben. Mit dem linken Arm balancieren Sie sich aus oder halten sich an der Hüfte fest.

3. Halten Sie kurz diese Position und kommen Sie anschließend wieder in den aufrechten Stand. Das gestreckte Bein aber nicht absetzen, sondern langgestreckt kurz über dem Boden lassen.

4. Wiederholen Sie diese Pendelbewegung so oft wie möglich und wechseln Sie anschließend die Seite.

Seit ich um die Anti-Aging-Wirkung von Koordinationsübungen weiß, nutze ich jede Trainingsgelegenheit dazu, egal wo und wann. Vor allem wenn die Übung so unauffällig ist wie die folgende. Neben dem Gleichgewichtssinn stärkt sie außerdem Ihre Fuß- und Beinmuskulatur.

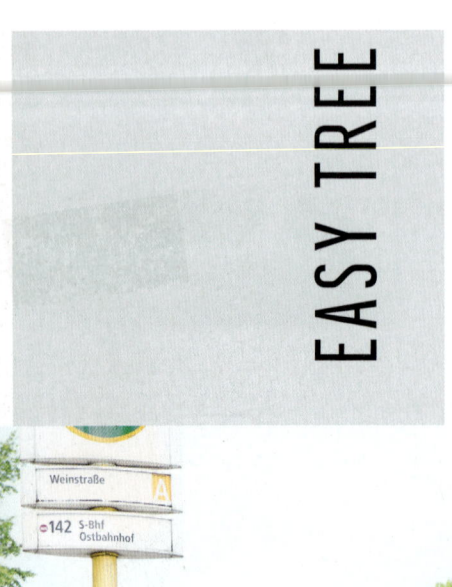

EASY TREE

1. Sie stehen gerade und ziehen sich mit der nächsten Einatmung wie an einem unsichtbaren Faden ganz bewusst aufrecht nach oben. Der Nacken ist lang, die Schultern sind entspannt, die Brust ist stolz aufgerichtet, das Becken gerade.

2. Heben Sie nun einen Fuß leicht an und platzieren Sie die Ferse kurz über dem Knöchel des Standbeins oder – was noch unauffälliger ist – Sie überkreuzen leicht Ihr Standbein und berühren mit dem Fußrücken den äußeren Knöchel oder Wadenansatz. Wichtig: Den Fuß nicht absetzen.

3. Bleiben Sie in dieser Position, so lange Sie wollen. Vergessen Sie aber nicht, die Seite zu wechseln.

VARIANTE Wer noch weiter gehen mag, schließt beim Üben die Augen. Oder machen Sie die Übung während der Fahrt im Bus oder in der Bahn. Dort ist die Herausforderung für den Gleichgewichtssinn noch größer.

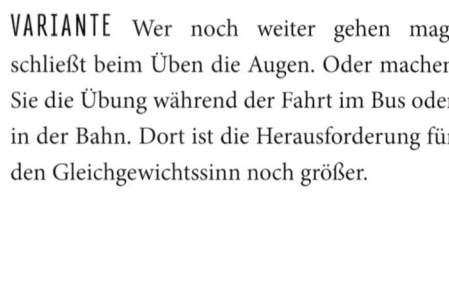

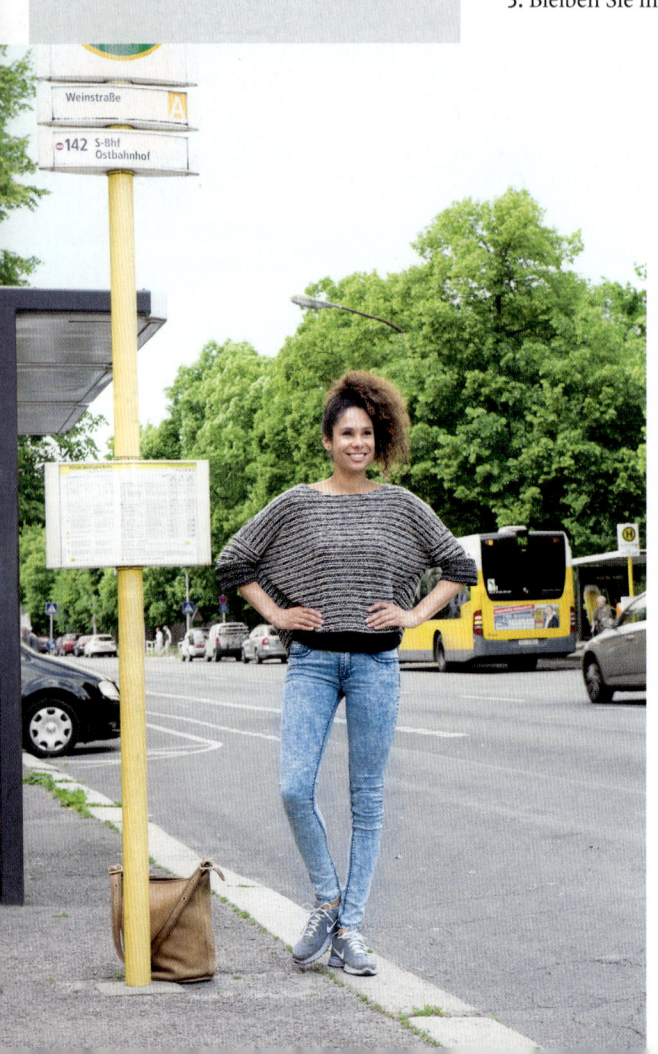

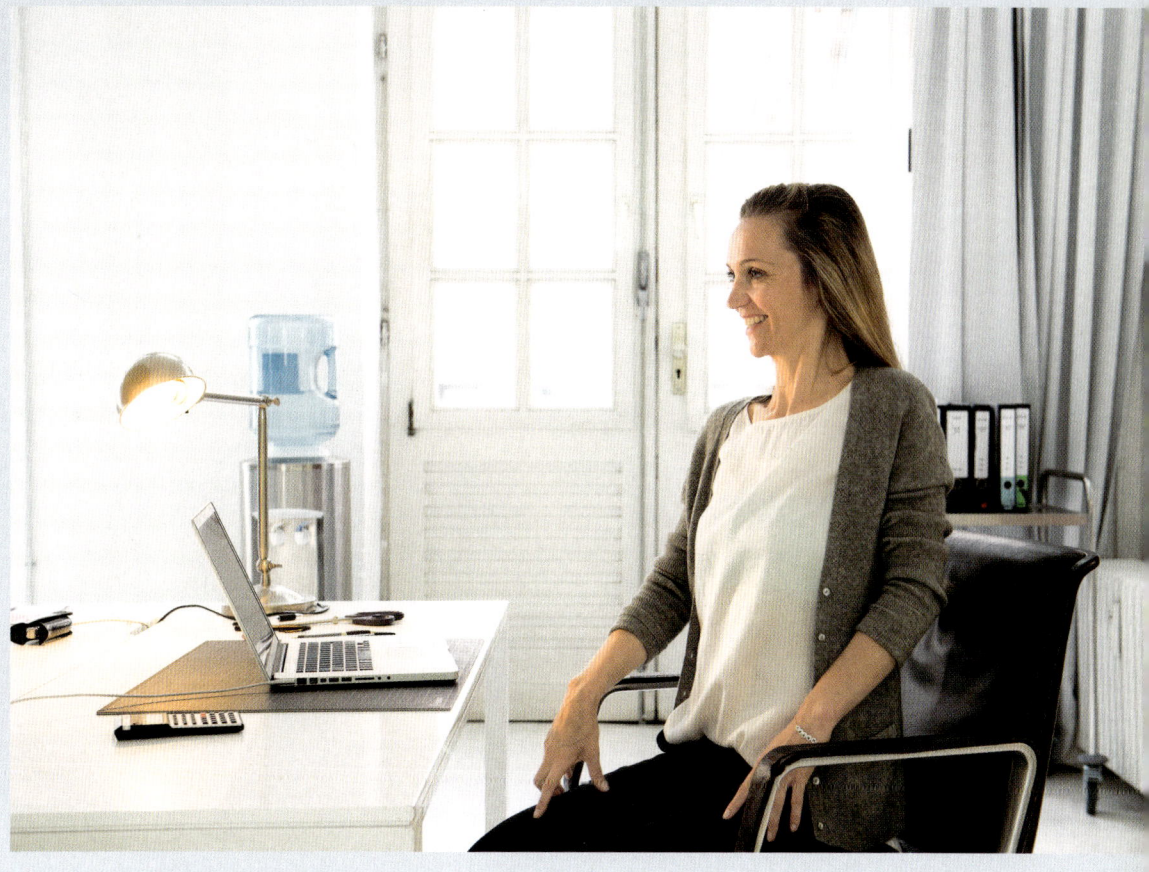

Manchmal fühlt sich Bürostress an, als würden sich die Synapsen verknoten. Diese Übung lockert nicht nur den Geist, sondern auch die verkrampfte Schulter- und Nackenmuskulatur.

SCHULTER-KREISEN

1. Atmen Sie ein und ziehen Sie beide Schultern nach oben zu den Ohren. Mit dem nächsten Ausatmen beginnen Sie gleichzeitig mit der rechten Schulter nach vorn und mit der linken nach hinten zu kreisen. Ihre Schultern werden dabei diagonal nach oben und unten sowie nach vorn und hinten auseinandergezogen.

2. Beim Einatmen die Schultern wieder hochziehen und beim Ausatmen entgegengesetzt nach unten kreisen. Das ist gar nicht so leicht. So klein die Bewegung auch sein mag, so sehr fordert das Ganze vermutlich Ihre Koordination, oder? Lächeln hilft.

3. Genießen Sie, so lange Sie wollen, und wechseln Sie dabei immer wieder die Richtungen.

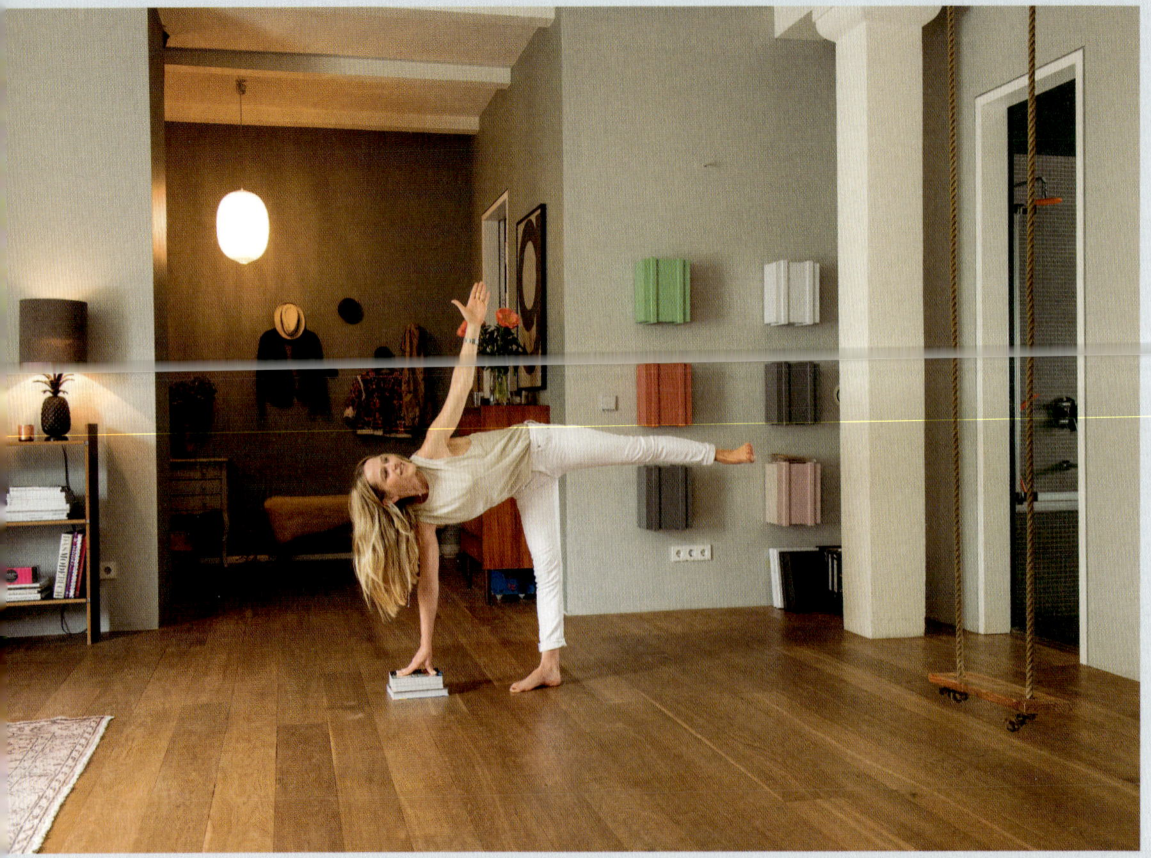

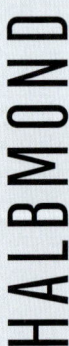

Eine meiner liebsten Yogaübungen, weil sie eine dauerhafte Herausforderung bleibt. Außerdem fördert sie neben dem Gleichgewichtssinn eine schlanke Taille.

HALBMOND

1. Atmen Sie ein und richten Sie sich auf. Kommen Sie in die Standwaage: Senken Sie mit geradem Rücken den Oberkörper und strecken Sie das linke Bein waagerecht nach hinten. Das rechte Bein ist Ihr Standbein. Beide Arme sind seitlich ausgestreckt.

2. Greifen Sie nun mit der linken Hand Ihre Hüfte und beugen Sie sich so weit nach vorn, bis Sie mit der rechten Hand den Boden berühren. Falls das (noch) nicht geht, legen Sie sich, wie Anna auf dem Bild, ein paar Bücher oder Ähnliches unter.

3. Wenn Sie sich stabil abgestützt fühlen, drehen Sie die gesamte linke Seite nach oben Richtung Decke, bis Ihre Hüfte sich öffnet.

4. Ziehen Sie links die Zehenspitzen an (Fuß flexen) und drehen Sie den Fuß dann weiter Richtung Decke. Halten, atmen, lächeln.

5. Kehren Sie dann in die Standwaage zurück, richten Sie sich auf und wechseln Sie die Seite.

Manchmal stehen wir auf dem Schlauch, die zündende Idee bleibt aus oder wichtige Emails werden auch nach dem zigsten Korrekturlauf nicht besser. Statt in Panik zu geraten, sollten wir lieber unsere grauen Zellen kurz durch- lüften, zum Beispiel mit diesem Fitness-Mini. Es stärkt ganz nebenbei auch noch die Bein- und Rumpfmuskulatur. Toll!

KREUZ UND QUER

1. Atmen Sie ein, richten Sie sich auf und heben Sie das linke Bein im 90-Grad-Winkel an. Der Ober- schenkel ist parallel zum Boden. Die linke Hand stüt- zen Sie in die Hüfte, mit der rech- ten drücken Sie kräftig gegen Ihr linkes Knie.

2. Halten Sie diese Position einige tiefe Atemzüge und wechseln Sie dann die Seite.

VARIANTE Wer große Schwierig- keiten hat, die Balance zu halten, stellt sich vor eine Wand, winkelt das linke Knie wie beschrieben an und drückt mit der rechten Hand fest gegen die Wand.

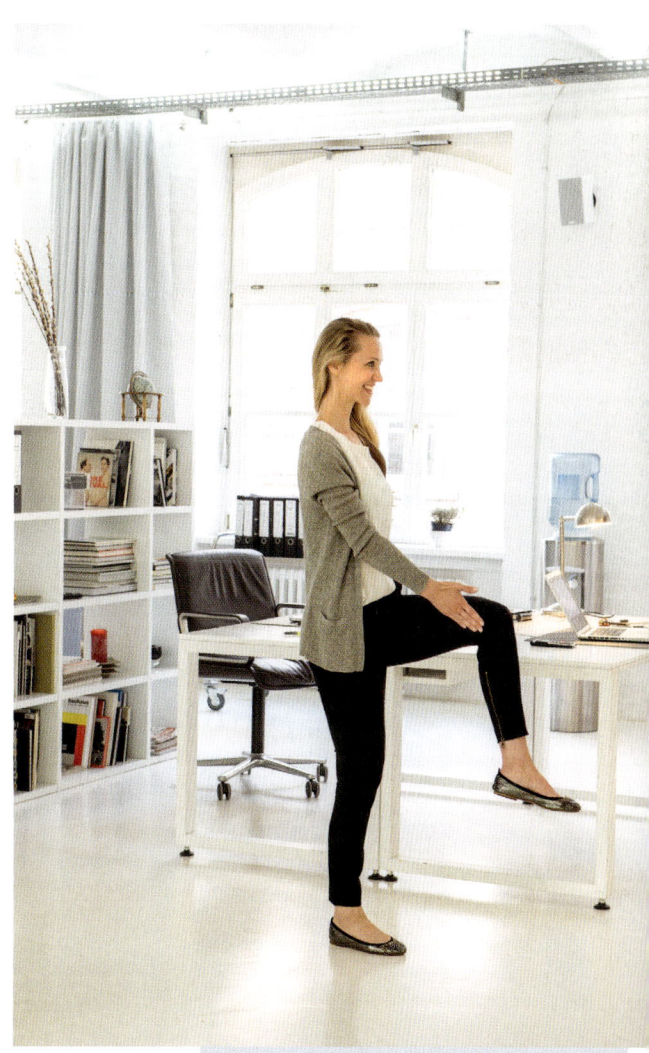

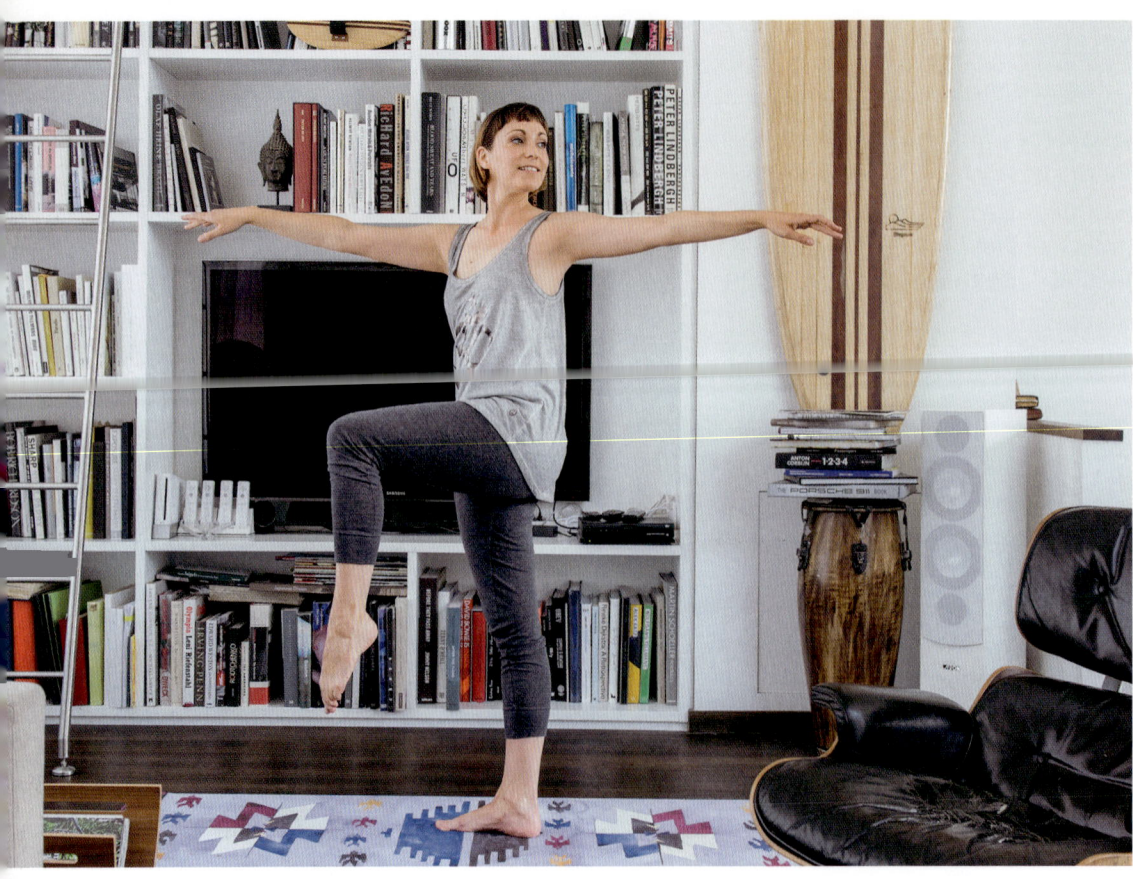

Die Wirbelsäule liebt Drehungen, kommt aber leider äußerst selten in diesen Genuss. Verwöhnen Sie doch einmal Ihren Rücken, trainieren Sie Ihr Gleichgewicht und spüren Sie, wie schwer Arme werden können.

BALANCE DANCE

1. Atmen Sie ein, richten Sie sich auf, ziehen Sie den Bauchnabel nach innen und machen Sie einen langen Hals. Heben Sie beide Arme seitlich an – nur die Arme, nicht die Schultern. Die Handflächen zeigen nach unten.

2. Heben Sie nun das linke Bein im 90-Grad-Winkel an und drehen Sie mit der nächsten Ausatmung den Oberkörper so weit wie möglich nach links.

3. Kommen Sie beim Einatmen zurück zur Mitte und richten Sie sich wieder auf. Beim nächsten Ausatmen schauen Sie wieder über die linke Seite nach hinten. Die Arme bleiben die ganze Zeit über langgestreckt und oben, die Schultern weg von den Ohren.

4. Nach einigen Wiederholungen das rechte Bein heben und über die rechte Schulter nach hinten blicken.

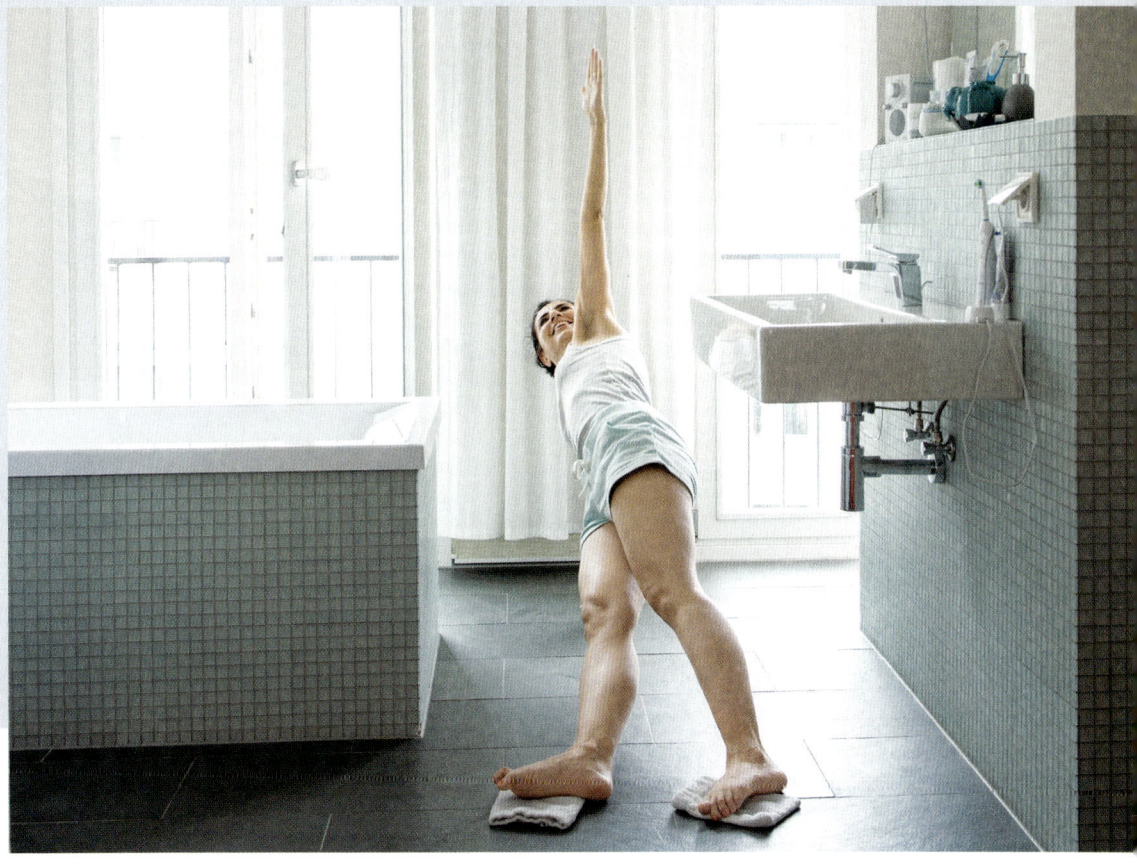

Diese Übung gehört zu meiner Quick-Fit-Grundausstattung. Egal, wie wenig Zeit ich habe, sie geht immer. Probieren Sie es aus: Mit ihr trainieren Sie einfach, unkompliziert und extrem effektiv Ihren ganzen Körper, besonders die Rumpfmuskeln für eine schlanke Silhouette. Lassen Sie am besten die Strümpfe an oder legen Sie Waschlappen unter die Füße, damit Sie besser rutschen.

SEIT-RUTSCHE

1. Kommen Sie in die Liegestützposition.
2. Schieben Sie Ihren rechten Fuß und Ihr rechtes Bein unter dem linken Bein nach links.
3. Mit dem rechten Arm drücken Sie sich aktiv vom Boden weg, damit die Hüfte sich wie ein Bogen nach oben spannt. Mit der linken Hand strecken Sie sich lang Richtung Decke.
4. Kommen Sie achtsam wieder zurück in die Liegestützposition.
5. Schieben Sie jetzt den linken Fuß unter dem rechten Bein durch und drehen und öffnen sich nach rechts.
6. Einatmen, zurück zur Mitte. Ausatmen und kraftvoll zur Seite drehen und öffnen, immer abwechselnd nach links und rechts.

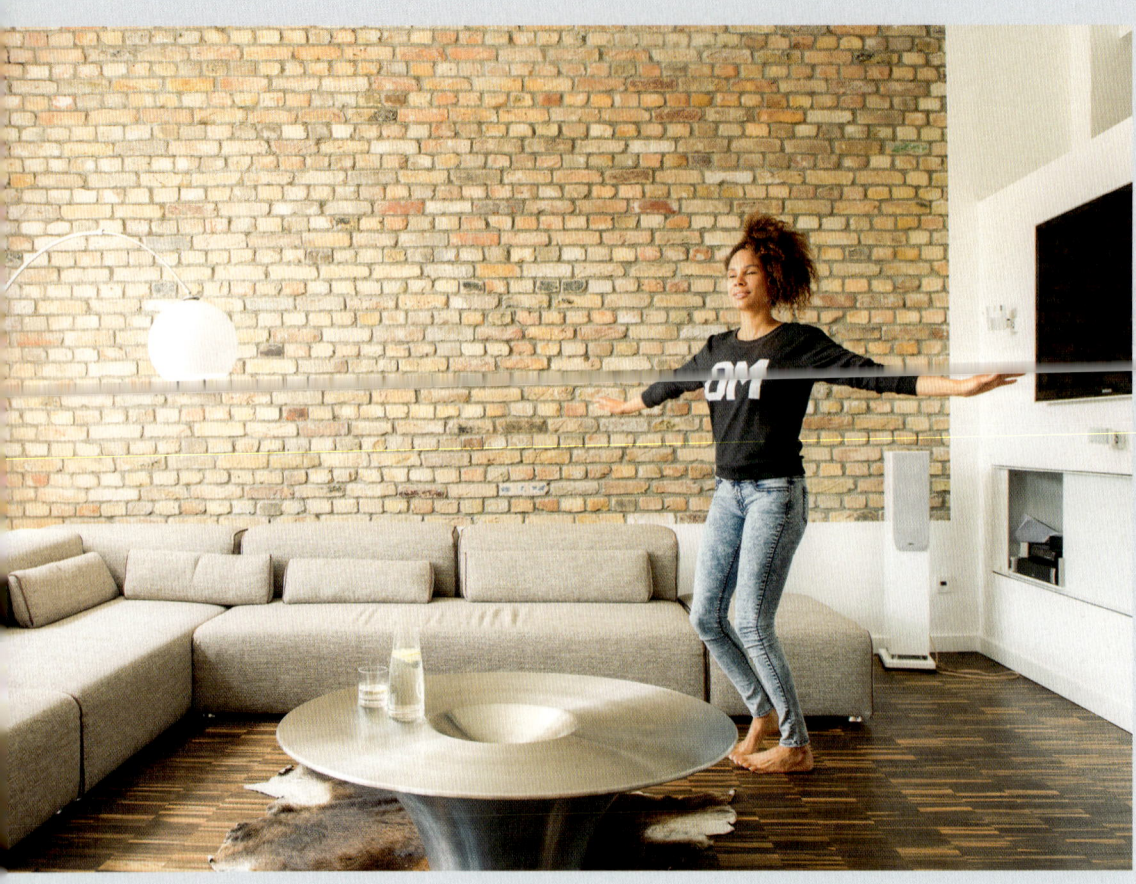

Wenn sich die Welt mal nicht um Sie dreht, dann drehen Sie sich doch einfach
– und die Welt dreht sich mit. Wer wird denn da so kleinlich sein? Stimuliert
die Wirbelsäule und den Gleichgewichtssinn und öffnet die Rumpfmuskulatur.

EINER VON FÜNF TIBETERN

1. Stellen Sie sich aufrecht hin. Die Beine sind hüftbreit auseinander, die Knie leicht gebeugt, die Füße stehen parallel.

2. Atmen Sie ein und breiten Sie die Arme auf Schulterhöhe aus. Die Handflächen zeigen nach unten. Drehen Sie sich nun im Uhrzeigersinn (rechtsherum) um sich selbst.

3. Versuchen Sie, 21 Umdrehungen zu schaffen. Aber kein falscher Ehrgeiz: Beginnen Sie langsam und steigern Sie sich ganz nach Ihrem persönlichen Tempo und Atemrhythmus. Ein Drehwurm? Super, haben Sie Spaß.

4. Zum Schluss bleiben Sie einen Augenblick stehen oder legen sich flach auf den Rücken und spüren nach.

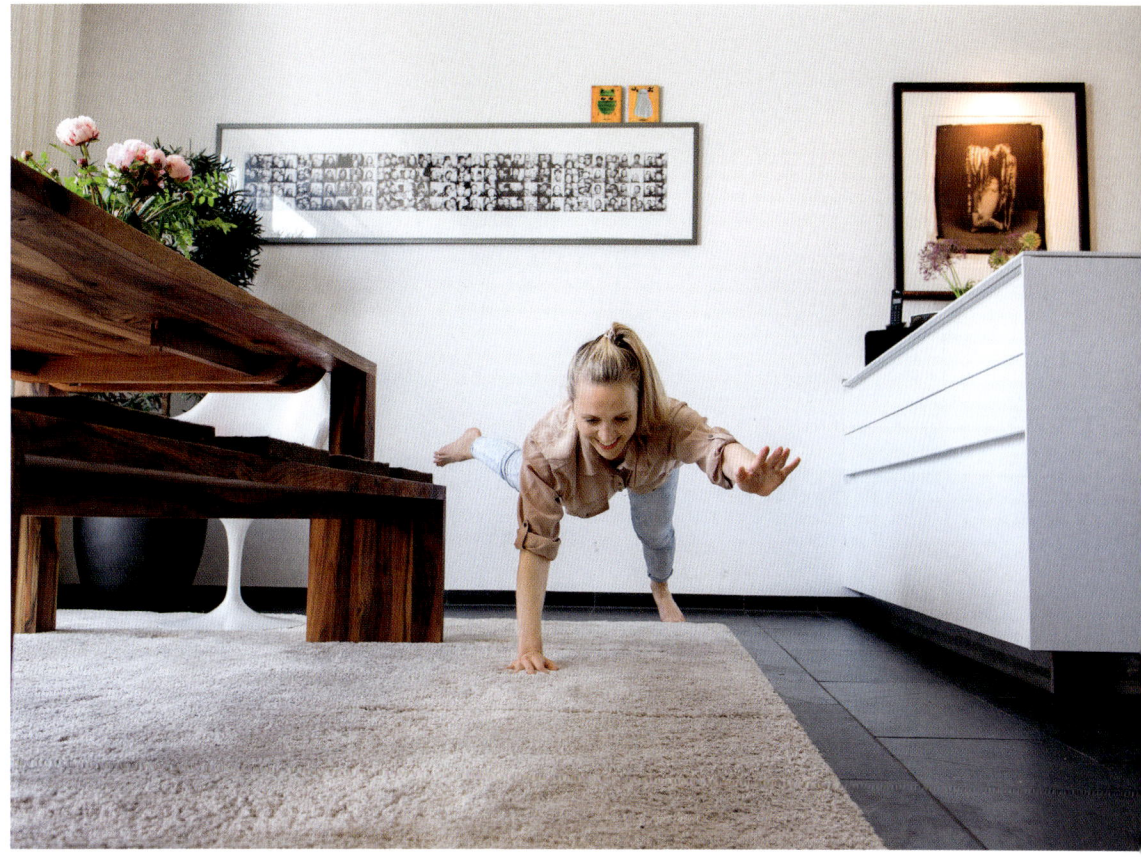

Wie schon gesagt: Frauen verbindet zum Liegestütz eine gewisse Hassliebe.
Wir wollen das gern und denken, wir müssten auch (unseren Mann stehen),
aber so richtig Spaß dabei haben nur die wenigsten. Wie wäre es mit einer –
nicht weniger effektiven – Zwischenlösung, um die Ganzkörperspannung zu
trainieren? Hier ist sie!

WACKEL-BRETT

1. Kommen Sie in eine stabile Liegestützposition: Füße etwas mehr als hüftbreit aufgesetzt, Hände unter den Schultern, Ellbogen leicht gebeugt (das schont die Gelenke und lässt die Bewegungen besser fließen). Ihr Bauch ist fest, der Bauchnabel nach innen gezogen. Rücken und Beine bilden eine gerade Linie.

2. Heben Sie nun zeitgleich den linken Arm und das rechte Bein an und schräg zur Seite. Kurz halten und dann wieder absetzen.

3. Jetzt heben Sie den rechten Arm und das linke Bein – und machen so weiter, immer im Wechsel und im Rhythmus des Atems: Einatmen, Arme und Füße auf den Boden. Ausatmen, diagonal anheben. Einatmen, absetzen …

JUMPING HEART

WORKOUT FÜR MEHR AUSDAUER

Nur die wenigsten von uns kommen während ihres ganz normalen Tagesablaufs so richtig außer Puste und regelmäßig passiert das schon mal gar nicht. Binden Sie deshalb ganz bewusst Cardio-Einheiten in Ihren Alltag oder Ihr Workout ein. Die gesundheitsfördernden und -erhaltenden Vorteile sprechen für sich: Der Körper lernt ökonomischer zu arbeiten und wird kräftiger, das Gehirn wird stärker durchblutet, die Fließeigenschaften des Bluts verbessern sich, das Immunsystem wird gestärkt. Kurz: die Leistungsfähigkeit Ihres gesamten Herz-Kreislauf-Systems erhöht sich. Darüber hinaus ist es extrem herausfordernd, die eigenen Grenzen zu testen und schließlich immer mehr auszudehnen.

Ich selbst greife gern zu kleinen Cardio-Einheiten, wenn mir der Kopf explodiert und ich da oben für Frischluft sorgen möchte oder ich mich aus der Form und wabbelig fühle. Ein paar Minuten Seilspringen, ein, zwei Extrarunden durchs Treppenhaus, nachdem ich den Müll weggebracht habe, oder eine der folgenden Übungen reichen meist aus, um sich erfrischt und fit wieder den Herausforderungen des Arbeits- und/oder Familien-Alltags zu stellen.

Bei den folgenden Übungen können Sie den Fokus zunächst auf Ihren Energiestoffwechsel legen, indem Sie sich hauptsächlich auf die Trainingszeit, also die Dauer der Belastung konzentrieren und sich an die Übung und ihre korrekte Ausführung herantasten. Wenn Sie sich sicher fühlen oder vielleicht sogar zu wenig herausgefordert, dürfen Sie Ihren Muskeln auch gern neue Impulse schenken, indem Sie Gewichte integrieren.

CARDIO-TRAINING SORGT FÜR FRISCHLUFT UND STÄRKT SIE FÜR ALLE WEITEREN BELASTUNGEN IM JOB, PRIVAT ODER BEIM SPORT.

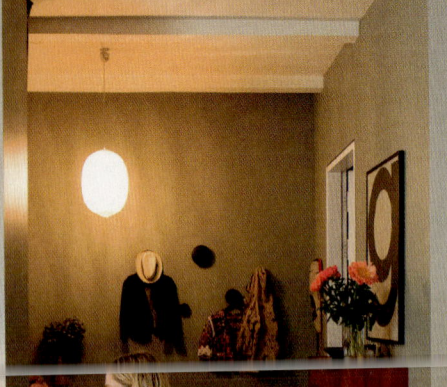

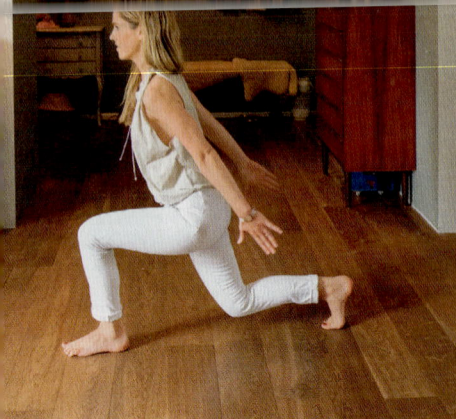

JUMPING-YOU-HUU

Wenn Ausfallschritte (Lunges) für Sie gut funktionieren, warum dann nicht auch springen?

1. Machen Sie einen großen Ausfallschritt.

2. Holen Sie mit beiden Armen Schwung, springen Sie hoch, wechseln Sie den hinteren und vorderen Fuß und landen Sie direkt wieder in einem tiefen Ausfallschritt. Vorsicht, damit das hintere Knie nicht unsanft den Boden berührt.

3. Erneut Schwung holen, im Sprung die Füße wechseln und wieder in den Ausfallschritt kommen. Links, rechts, links, rechts … Zack, zack.

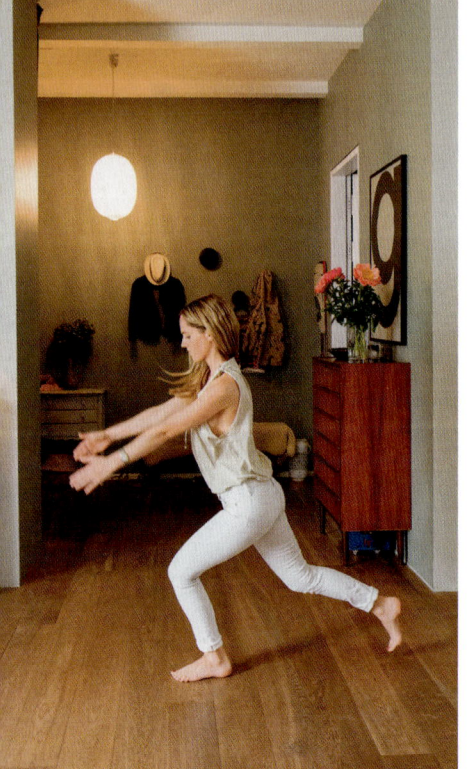

ZUSATZINFO

Einsteiger machen am Anfang lieber zwei Durchgänge mit weniger Wiederholungen. Dann ist die Ermüdung in der einzelnen Serie geringer. Das ist eine wichtige Voraussetzung für motorisches Lernen und Sie setzen gleichzeitig einen etwas höheren Trainingsreiz. Das macht schneller fit. Und für Fortgeschrittene: Spielen Sie ruhig mit unterschiedlichen Belastungen, spontanen Tempowechseln. Mit dieser Art »Intervalltraining« bringen Sie Abwechslung ins Cardio-Training und sorgen so für mehr Spaß und Motivation. So bleiben Sie dran.

Wie wäre es damit: hoch und runter, hin und her zu hüpfen? Dabei wird Ihnen herrlich warm, Herz und Kreislauf kommen richtig in Schwung – und das noch dazu ganz ohne Mitgliedsbeitrag oder Studiogebühr.

AIROBICS

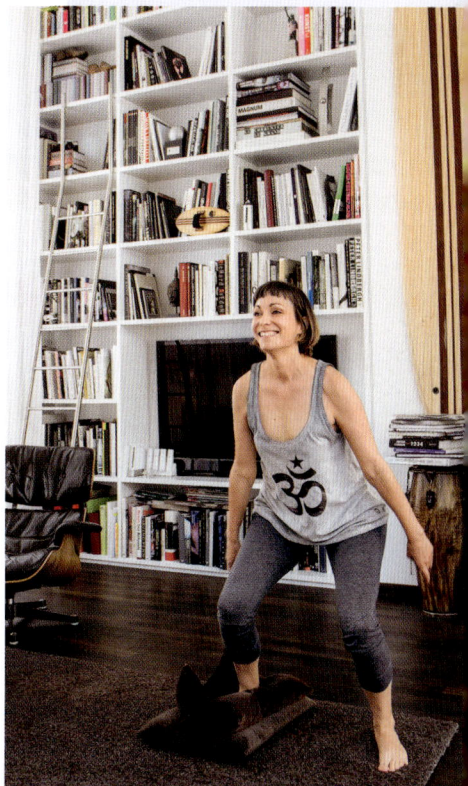

1. Legen Sie ein Sofakissen oder Polster auf den Boden (oder rollen Sie ein Kissen in eine Yogamatte) und stellen Sie Ihren rechten Fuß darauf. Der andere steht stabil links daneben.

2. Kommen Sie in eine tiefe Kniebeuge, holen Sie mit beiden Armen Schwung und springen Sie über das Kissen auf die rechte Seite. Nun steht der linke Fuß auf dem wackeligen Untergrund und der rechte stabil auf dem Boden.

3. Machen Sie wieder eine Kniebeuge, holen Sie Schwung und hüpfen Sie nach links über das Kissen.

4. So geht's weiter: tief, Sprung nach rechts, tief, Sprung nach links, rechts, links …

SCHWUNG AUS DEN ARMEN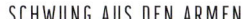

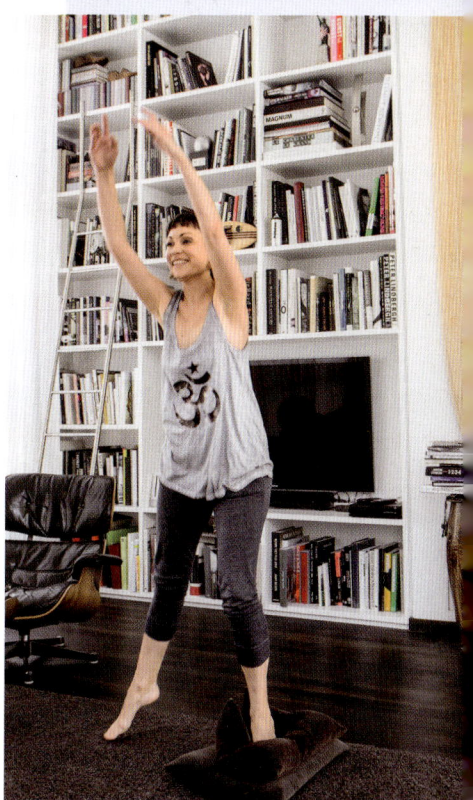

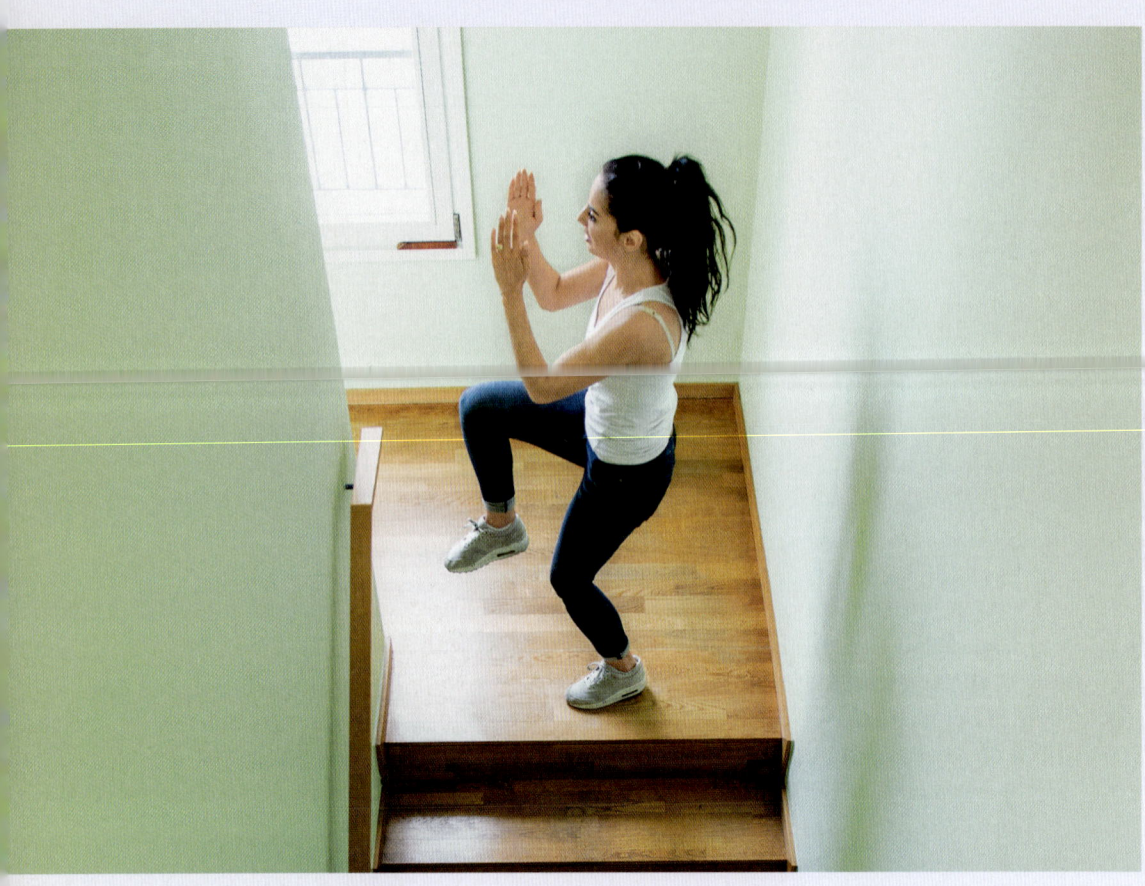

Auch die folgende Übung fällt in die Kategorie »So einfach, so effektiv«. Sie passt in jede Herz-Kreislauf-Routine – immer und überall, zum Beispiel im Treppenhaus, wenn Sie den Müll runterbringen oder nach der Post schauen.

HIGH KNEES

1. Als wäre der Boden, auf dem Sie stehen, extrem heiß, heben Sie aus dem Stand abwechselnd die Knie schnell nach oben. Der Oberkörper ist dabei leicht nach vorn gebeugt.
2. Zack, zack, zack, zack. Punkt.

Der Hampelmann macht nicht nur Kindern Spaß, sondern bringt auch Erwachsene herrlich ins Schwitzen. Unser Retter, wenn es darum geht, auf fröhliche Art und Weise ein paar Kalorien zu verbrennen.

JUMPING JACK

1. Sie stehen gerade und lassen die Arme locker an den Seiten hängen. Verlagern Sie Ihr Gewicht auf die Fußballen, ziehen Sie den Bauchnabel nach innen und aktivieren Sie die Muskelspannung.

2. Jetzt springen Sie hoch, bewegen dabei die Arme über den Kopf und landen in einem breiten Stand mit beiden Füßen wieder auf dem Boden.

3. Mit dem nächsten Sprung kommen Sie wieder in die Ausgangsposition zurück: Arme seitlich und Füße zusammen.

4. Sprung um Sprung gehen Ihre Füße auseinander und wieder zusammen, die Arme abwechselnd hoch und tief.

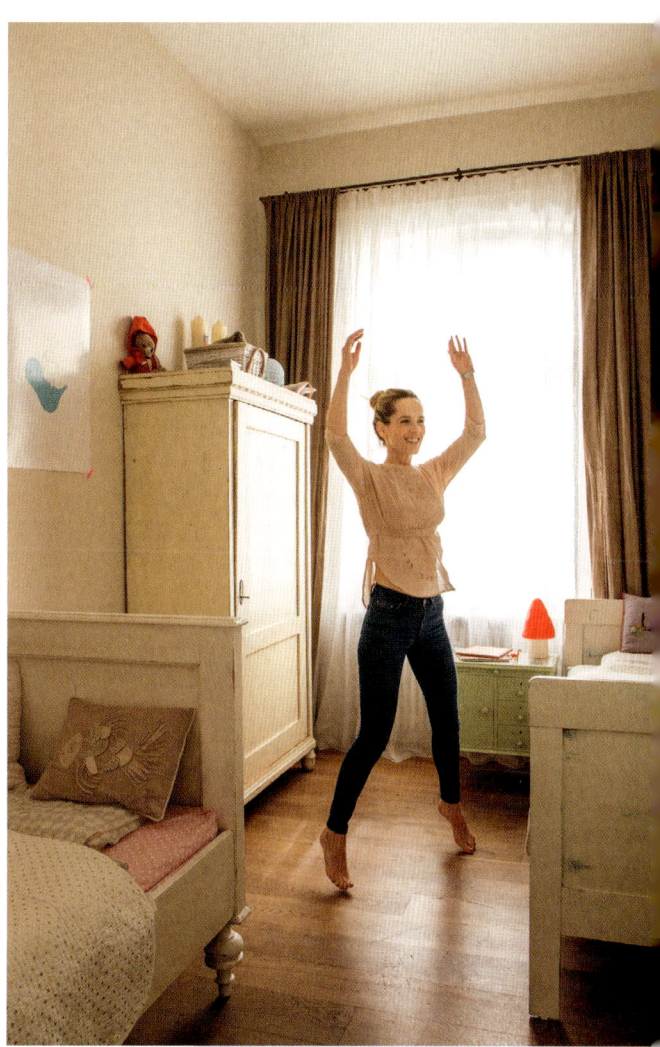

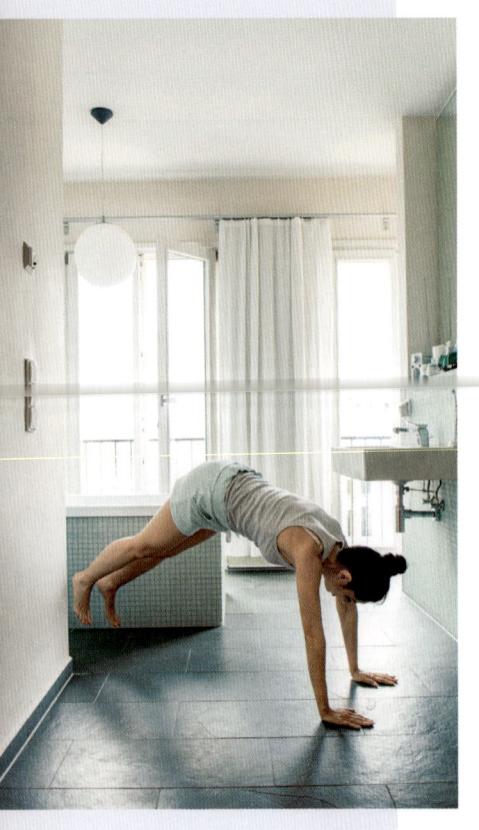

Was hört sich ganz süß an und ist tatsächlich alles andere als niedlich? Eine Übung, die den ganzen Körper trainiert und den Fettzellen sehr deutlich »Tschüssie« sagt: der »Kombisprung«, besser bekannt als Burpee.

BURPEES

1 Kommen Sie in eine Kniebeuge und beugen Sie sich so weit nach vorn, bis Ihre Handflächen schulterbreit den Boden berühren.

2. Springen Sie mit beiden Füßen nach hinten in die Liegestützposition.

3. Wer's gern ein bisschen anstrengender mag, macht hier einen Liegestütz.

4. Wer sich erst einmal vorsichtig herantastet, lässt den Liegestütz noch aus und springt mit den Füßen direkt zurück zu den Händen und von hier, ohne Pause, mit gestreckten Armen lang nach oben.

5. Hände wieder auf den Boden setzen, Sprung in die Planke (wer mag: Liegestütz), Sprung zurück zu den Händen, Sprung hoch … Immer weiter.

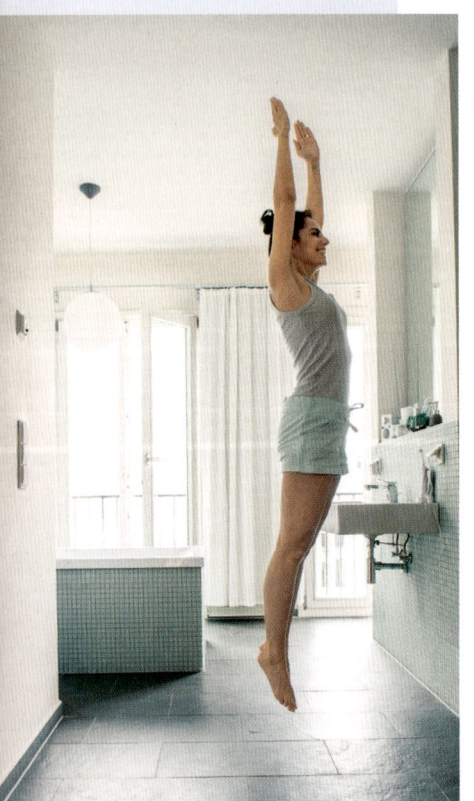

←———————→ DYNAMISCH KOMBINIEREN

Ja, diese Übung liebe ich. Sie lässt für einen Moment die Zeit vergessen und mich am nächsten Tag meinen Knack-Po spüren. Herrlich! Gern zu lauter Musik oder vor dem Fernseher – Schlittschuhlaufen macht immer Spaß ... und schlank. Juhu!

SCHLITTSCHUHLAUFEN

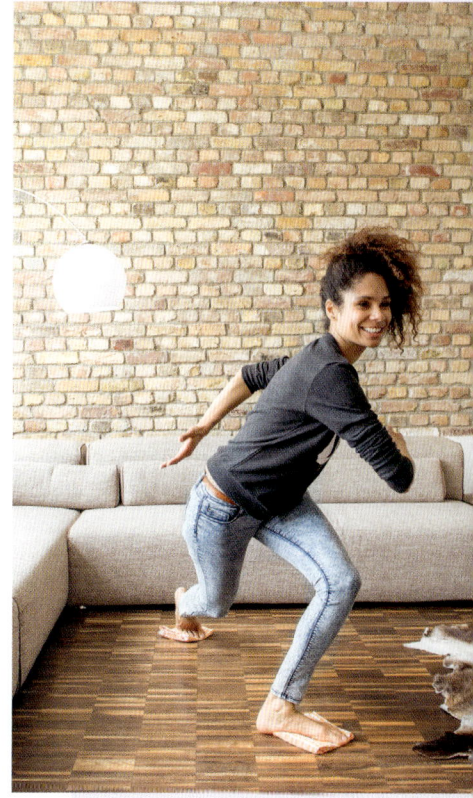

1. Sie stehen gerade und bewegen aus dieser Ausgangsposition einen Fuß schräg nach hinten und beugen das vordere Bein. Kommen Sie zurück in die Mitte und führen Sie in einer fließenden Bewegung den anderen Fuß schräg nach hinten, während Sie wieder das vordere Bein beugen.

2. Ihre Arme bewegen Sie aktiv mit, so als würden Sie auf einem eingefrorenen See Schlittschuh laufen.

3. Rutschen Sie, so lange Sie wollen, hin und her und gehen Sie dabei hoch und tief. Machen Sie schöne große Bein- und Armbewegungen.

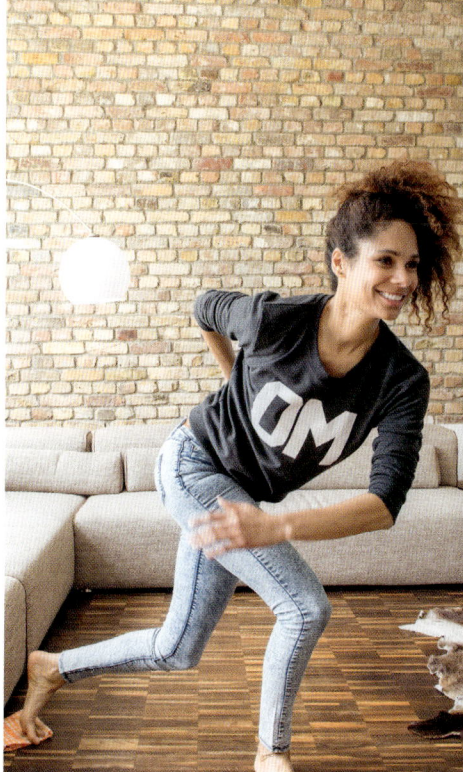

ZUSATZINFO

Diese Übung funktioniert nur auf rutschigem Untergrund, wie Parkett, Laminat oder Fliesen. Entweder lassen Sie die Strümpfe an oder Sie stellen sich mit jedem Fuß auf einen Waschlappen oder ein Geschirrtuch.

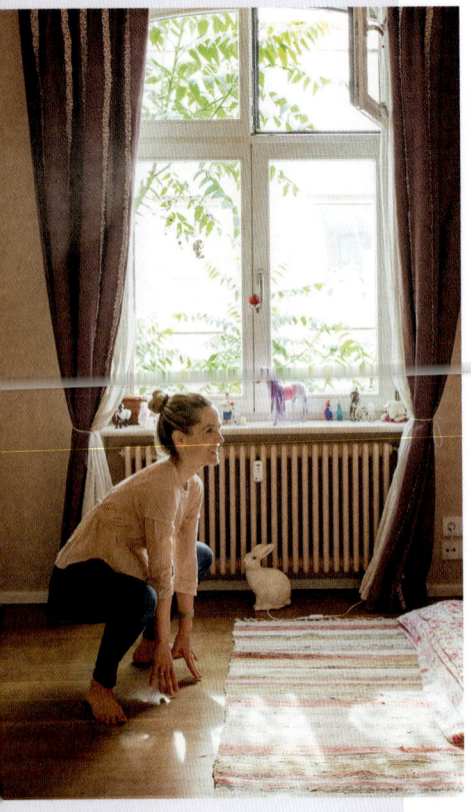

Ihre Bein- und Gesäßmuskulatur ist besonders groß und verdient es, in verschiedenen Varianten trainiert zu werden. Also widmen Sie sich ruhig auch mal Ihrer Sprungkraft – und weil es so lustig ist, gern auch Ihren Lachmuskeln.

FROSCHSPRÜNGE

1. Kommen Sie in eine tiefe Kniebeuge. Ihren Po schieben Sie weit nach hinten, damit Ihre Knie möglichst hinter den Zehenspitzen bleiben. Setzen Sie beide Hände vor sich auf den Boden.

2. Und dann? Springen Sie wie ein Frosch! Hoch und tief, vor und zurück oder im Kreis – je nach Platz, Laune und Ausdauer.

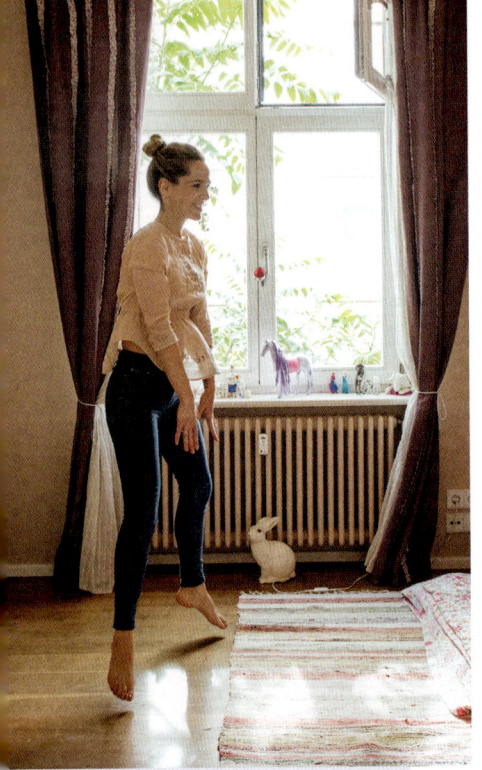

⟵————————⊢ SPRUNGKRAFT

In Anlehnung an den »Kettlebell Swing« üben Sie jetzt mit
einer schweren (Einkaufs-)Tasche als Gewicht. Achten Sie
jedoch unbedingt auf stabile Henkel, damit Ihnen nicht der
gesamte Einkauf durch die Gegend fliegt.

HANDTASCHEN-SWING

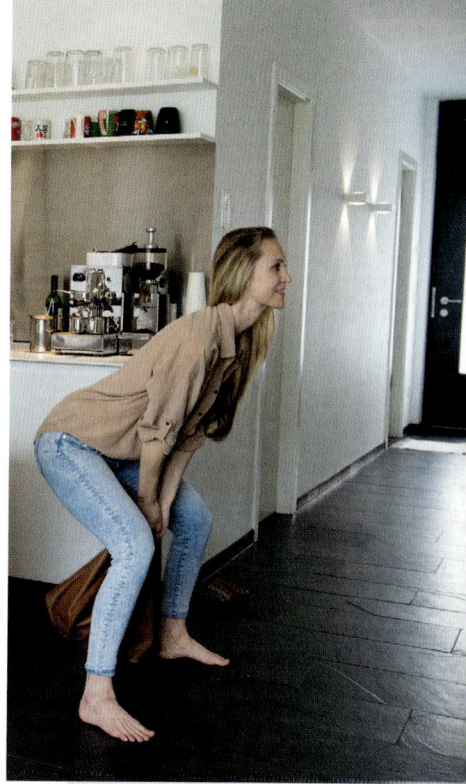

1. Sie stehen mit schulterbreit geöffneten Füßen und
halten eine Tasche oder einen anderen schweren Gegenstand mit beiden Händen vor Ihrem Körper.
2. Beugen Sie die Knie und strecken Sie Ihr Gesäß
übertrieben nach hinten. Der Oberkörper bleibt gerade, die Brust ist stolz erhoben.
3. Während Sie Ihre Beine und Hüften wieder strecken, schwingt gleichzeitig die Tasche nach vorn.
4. Die Knie erneut beugen und die Tasche nach hinten zwischen die Beine schwingen. Hüften nach vorn
schieben, Beine strecken und die Tasche mit gestreckten Armen wieder nach vorn schwingen. Und gleich
nochmal und nochmal und nochmal …
5. Die Bewegung in den Hüften ist eine explosive, also
dynamische und schnelle Streckung. Aus ihr entsteht
die Kraft, die Arm- und Rumpfmuskulatur hilft, die
Tasche mit jeder neuen Streckung bis auf Brusthöhe
zu schwingen. Achten Sie darauf: Der Unterkörper
lässt Ihre Tasche fliegen, die Arme führen nur.

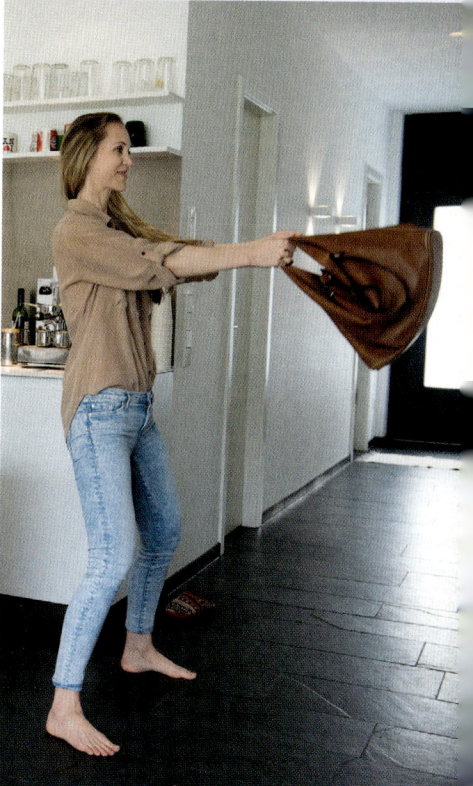

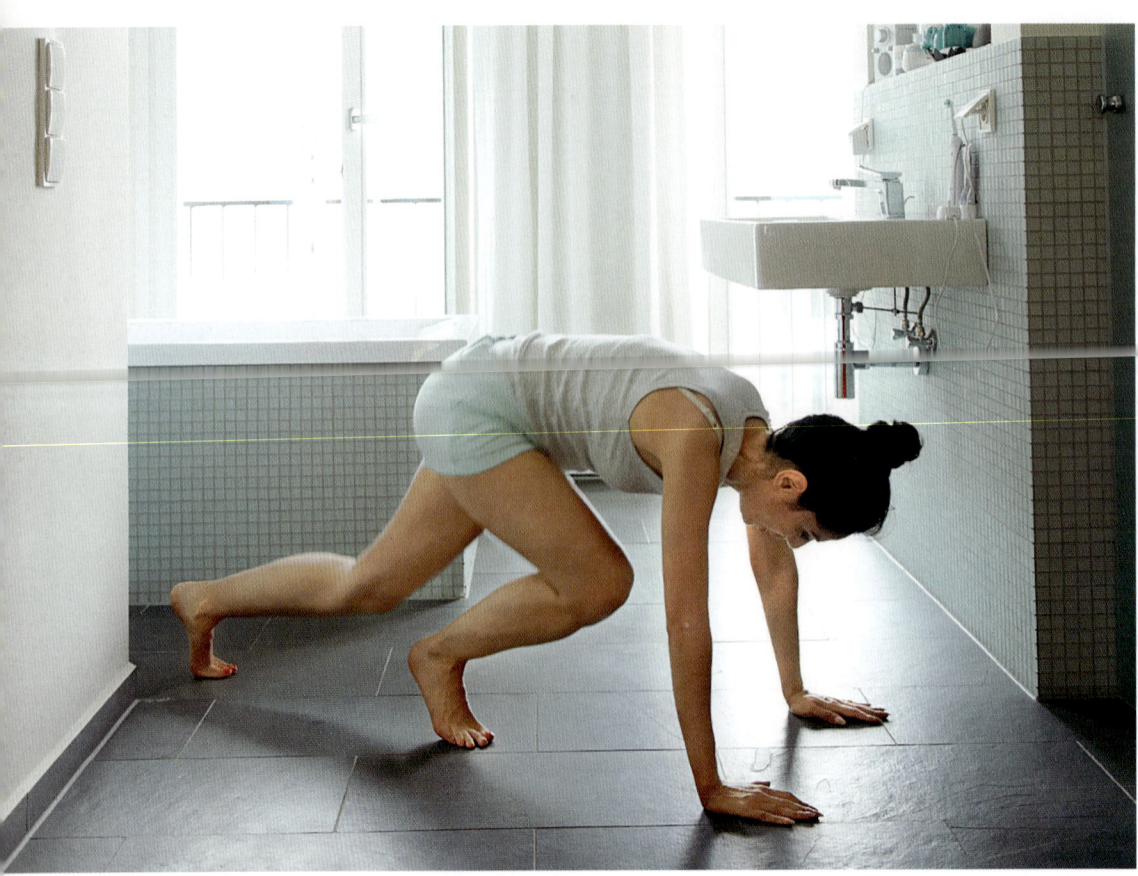

Montagmorgens kann sich der Gang ins Bad schon einmal wie eine Mount-Everest-Besteigung anfühlen. Ab Dienstag sieht's schon besser aus und wann immer Sie mögen, schnappen Sie sich mit dieser Übung ein wahres Auspower-Häppchen für den ganzen Körper.

BERGSTEIGER

1. Kommen Sie in die Liegestützposition: Die Hände sind unter den Schultern, der Hals ist gerade und lang, der gesamte Körper ist in Grundspannung.

2. Winkeln Sie das rechte Bein an und setzen Sie den Fuß auf Hüfthöhe auf. Das linke Bein bleibt langgestreckt, beide Handflächen sind fest auf dem Boden.

3. Wechseln Sie nun aus dieser Position in dynamischen Sprüngen, gleichzeitig den rechten Fuß nach hinten und den linken nach vorn auf Hüfthöhe … und wieder zurück. Das hintere Bein bleibt dabei gestreckt, beide Füße stützen sich mit den Zehen ab, die Fersen sind gelöst, die Hände bleiben unverändert stabil.

4. Weiter so: links, rechts, links, rechts, links, rechts …

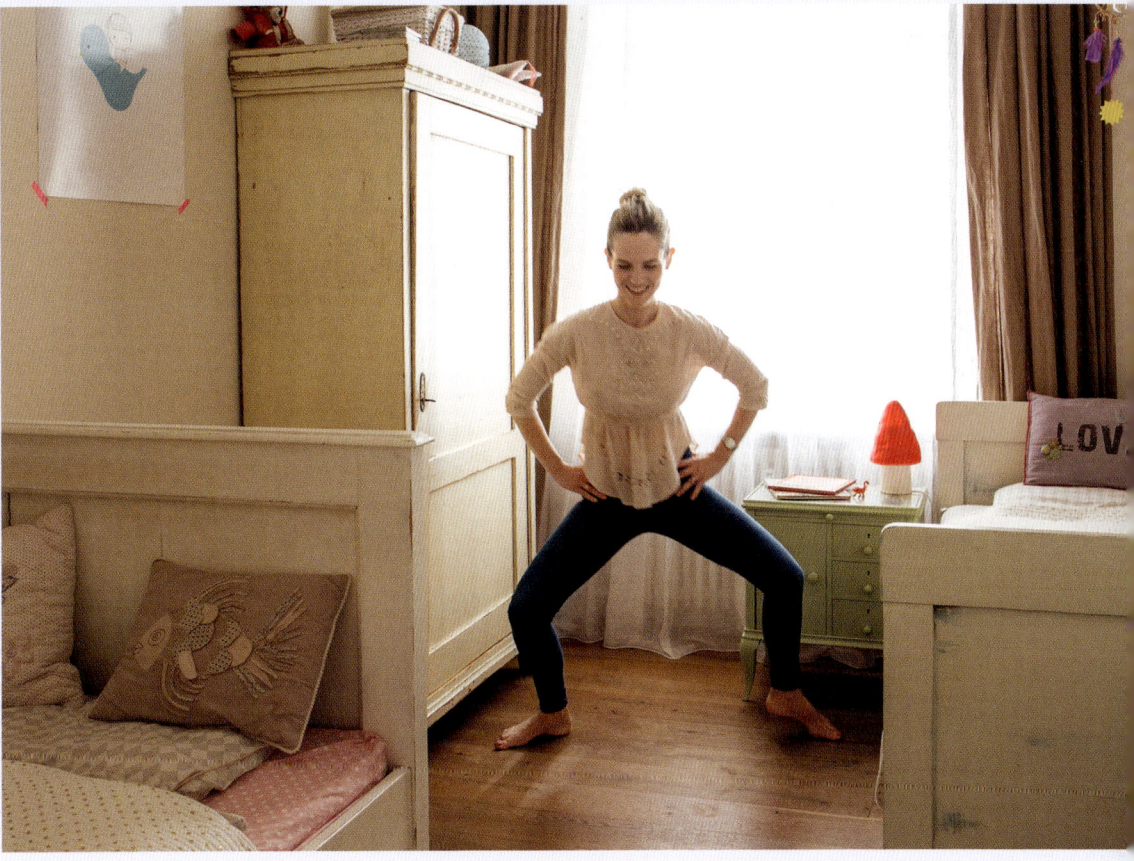

Diese Übung ist alles andere als ein eleganter Spaziergang. Dafür heizt sie ordentlich der Beinmuskulatur ein, was wiederum zu einer wahrhaft fabelhaften Fettschmelze führt.

SUMO-WALK

1. Kommen Sie in einen sehr breiten Stand und beugen Sie die Knie. Ihr Bauchnabel ist eingezogen, die Grundspannung aktiv.

2. Und dann? Laufen Sie breitbeinig los – so weit und so lange Sie wollen. Widerstehen Sie der Versuchung, sich aufzurichten. Als wäre die Zimmerdecke kurz über Ihrem Kopf, bleiben Sie mit dem Gesäß tief und mit den Füßen weit, weit auseinander.

JUICY ME

WORKOUT FÜR MEHR BEWEGLICHKEIT

Wer jeden Tag durchs Leben hüpfen und tanzen will, sollte auch etwas dafür tun und seinen Körper geschmeidig halten. Schließlich werden wir älter, bewegen uns über den Tag meist immer weniger und wollen trotzdem nicht »einrosten«, jederzeit »die Kurve kriegen« und nicht stocksteif durchs Leben gehen – weder auf körperlicher noch auf geistiger Ebene.

Im Gegensatz zu Kraft und Ausdauer wird dieser Teil des Trainings jedoch von vielen Menschen gern übergangen. Aufwärmen, sporteln, duschen, ab nach Hause. Dehnen? Das nächste Mal. Vielleicht. Irgendwie verständlich, denn Dehnungen sind meist unangenehm und noch dazu sehen wir ihren Effekt weniger schnell als bei den anderen Trainingsbestandteilen. Wozu sich also lang mit den anstrengenden Beweglichkeitsübungen aufhalten?

Ganz einfach, weil wir direkt spüren, wie und wo wir steif und eingerostet sind. Das allein ist schon einmal ein guter Kompass, an welchen Stellen der Körper mehr Zuwendung verlangt. Außerdem helfen uns Dehnübungen, eine Bewegung mit der größtmöglichen Amplitude geschmeidig auszuführen. Sprich: die Muskeln vom Ursprung bis zum Ansatz in ihrem kompletten Spielraum auszunutzen. Dadurch wird Ihr gesamtes Training wesentlich effektiver und Sie können Ihre Schuhe auch im hohen Alter noch mühelos aus dem Stand binden, geschmeidig rückwärts einparken, sich langstrecken oder reaktionsschnell agieren. Und sich noch länger jung fühlen als ohnehin schon.

JEDER KÖRPER IST ANDERS UND HAT SEINE INDIVIDUELLEN
MÖGLICHKEITEN UND GRENZEN. ERZWINGEN SIE NICHTS.

Diese einfache, aber effektive Übung hat mir meine Osteopathin gezeigt, als ich mit Rückenschmerzen zu ihr kam. Seitdem starte ich mit ihr in den Tag und genieße das Knirschen und Knacken in der Schulter und die entspannende Wirkung danach.

SCHNELLES ARM-KREISEN

1. Sie stehen stabil, entspannt, aber mit geradem Rücken. Die Knie sind leicht gebeugt.

2. Beginnen Sie nun Ihre Arme lang und locker nach hinten zu kreisen. Schön gleichmäßig.

3. Nutzen Sie den Schwung aus den Knien und kreisen Sie immer heftiger, als würden Sie zwei Wassereimer schleudern, aus denen nichts heraustropfen darf.

4. Kreisen Sie ruhig 1 bis 2 Minuten weiter oder so lange, wie es Ihnen angenehm ist.

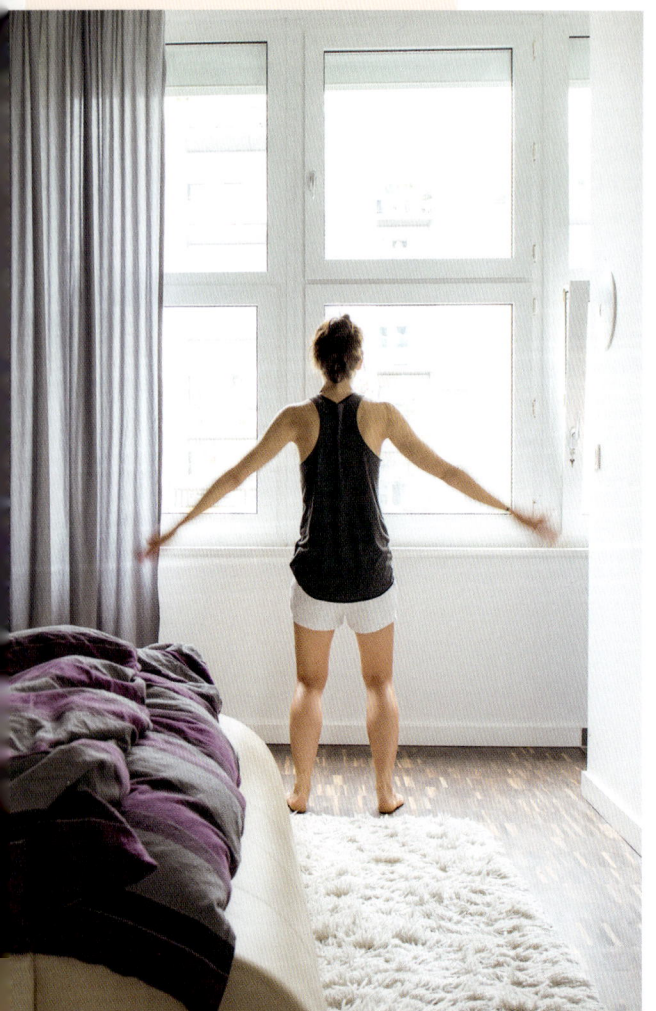

KNIE LEICHT BEUGEN

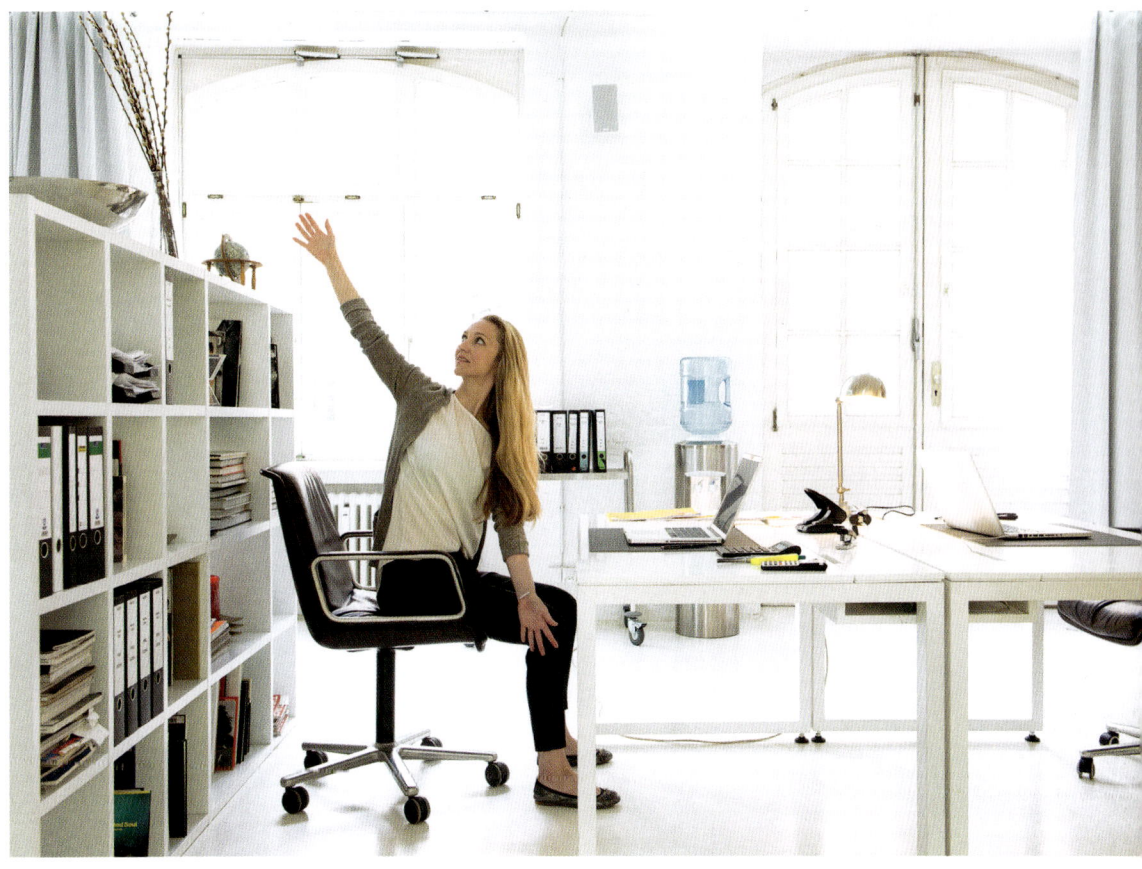

Schenken Sie Ihrer Rückenmuskulatur zwischendurch immer wieder etwas Bewegung. Und Ihre Wirbelsäule jauchzt.

RÜCKEN-DREHUNG

1. Setzen Sie sich gerade an die vordere Kante Ihres Stuhls. Beide Füße stehen fest in etwa hüftbreitem Abstand auf dem Boden.

2. Beugen Sie sich leicht nach vorn, ohne die Länge im Rücken zu verlieren, und legen Sie die Außenkante des linken Unterarms an die Außenkante des rechten Beins, kurz hinter dem Kniegelenk.

3. Mit der nächsten Einatmung ziehen Sie sich lang nach oben.

4. Ausatmen, Bauchnabel einziehen, Länge erhalten und mit dem gestreckten rechten Arm einen weiten Bogen über die rechte Seite nach hinten und oben ziehen. Der linke Arm drückt gegen das Bein. Die Dehnung halten und genießen.

5. Mit jeder Einatmung ziehen Sie sich noch etwas mehr in die Länge. Mit jeder Ausatmung versuchen Sie, sich noch ein mini-kleines bisschen weiter nach hinten zu drehen.

6. Wenn Sie genug haben, wechseln Sie die Seite.

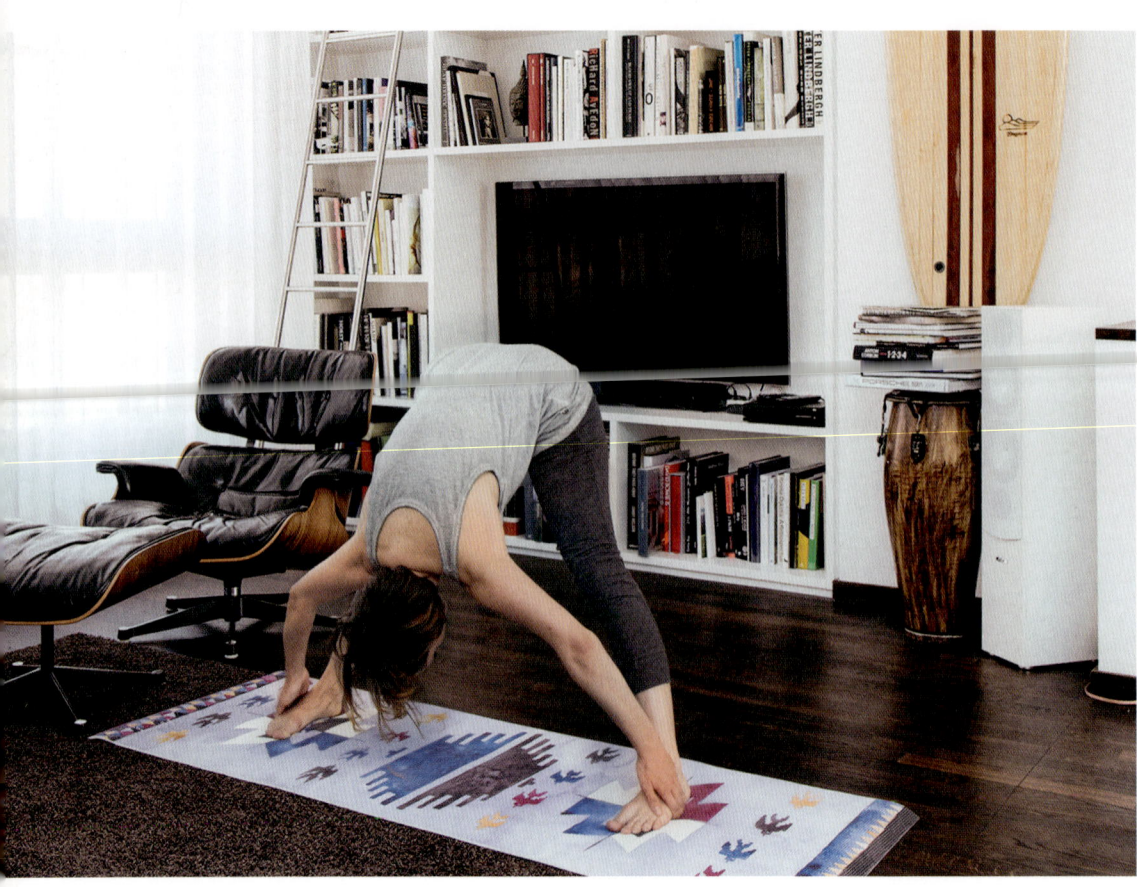

Ein Perspektivwechsel zwischendurch hat noch niemandem geschadet. Wie schön, wenn dabei dann gleich auch noch der Rücken und die gesamte hintere Beinmuskulatur gedehnt werden.

BEIN-STRECKER+

1. Sie stehen gerade und machen einen sehr großen Schritt zur Seite. Die Fußaußenkanten sind parallel zueinander.
2. Legen Sie Ihre Hände an die Hüften und strecken Sie sich mit der nächsten Einatmung lang nach oben.
3. Beim Ausatmen ziehen Sie den Bauchnabel ein und beugen sich mit geradem Rücken nach vorn. Während Sie sich weiter nach unten beugen, lösen Sie Ihre Hände, bis sie den Boden berühren.
4. Schieben Sie Ihre Fingerspitzen rechts und links unter die Fußaußenkanten. Den Kopf lassen Sie locker hängen oder schütteln ihn sanft vor und zurück, hin und her, um den Nacken zu lockern.
5. Mit der nächsten Ausatmung ziehen Sie sanft an Ihren Füßen und mit der Schädelkrone tiefer Richtung Boden. Halten und genießen Sie diese Dehnung.

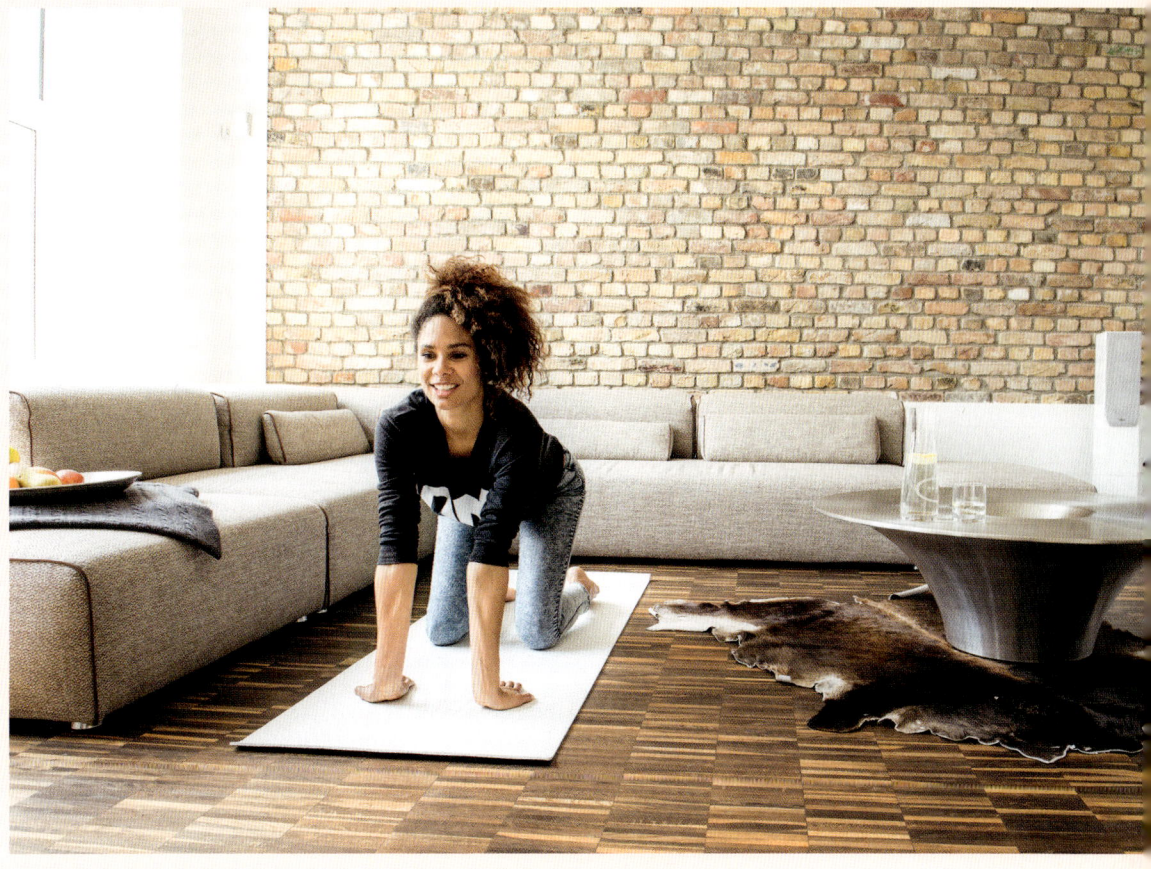

Diese Bewegung ist für die meisten Menschen ungewohnt. Aber sie ist, auch wenn sie sich nicht direkt danach anfühlt, eine Wohltat für die Arme und Handgelenke und sollte deshalb ein regelmäßiges Fitness-Mini werden.

ARMDEHNUNG

1. Kommen Sie in den Vierfüßlerstand. Die Hände befinden sich unter den Schultern, die Knie unter den Hüften.

2. Drehen Sie nun ganz sanft Ihre Fingerspitzen nach außen – Stück für Stück, bis Ihre Handgelenke nach vorn und Ihre Finger zu den Knien zeigen.

3. Um die Dehnung zu verstärken, lassen Sie ganz behutsam das Gesäß Richtung Fersen sinken.

4. Halten Sie diese Position für einige tiefe, ruhige Atemzüge.

Diese Übung kennen Sie vielleicht aus dem Yoga. Wer sich nicht komplett verknoten möchte, hat mit dieser Variante eine herrliche Übung für einen entspannten Schultergürtel.

FLÜGEL-STRETCH

1. Sie stehen aufrecht, die Arme hängen locker herab. Mit dem Einatmen heben Sie sie dann über die Seiten über den Kopf.

2. Beim Ausatmen führen Sie in einer schwungvollen Bewegung den rechten Arm unter den linken und beugen die Ellbogen, um beide Arme und Hände ineinander zu verschlingen. Die Handflächen liegen aneinander, die Daumen berühren sich und zeigen zum Gesicht. Sollten Ihre Handflächen (noch) nicht aufeinanderpassen, verflechten Sie einfach alle Finger ineinander.

3. Anschließend ziehen Sie die Ellbogen vom Körper weg und etwas nach unten.

4. Und jetzt: Die Dehnung genießen.

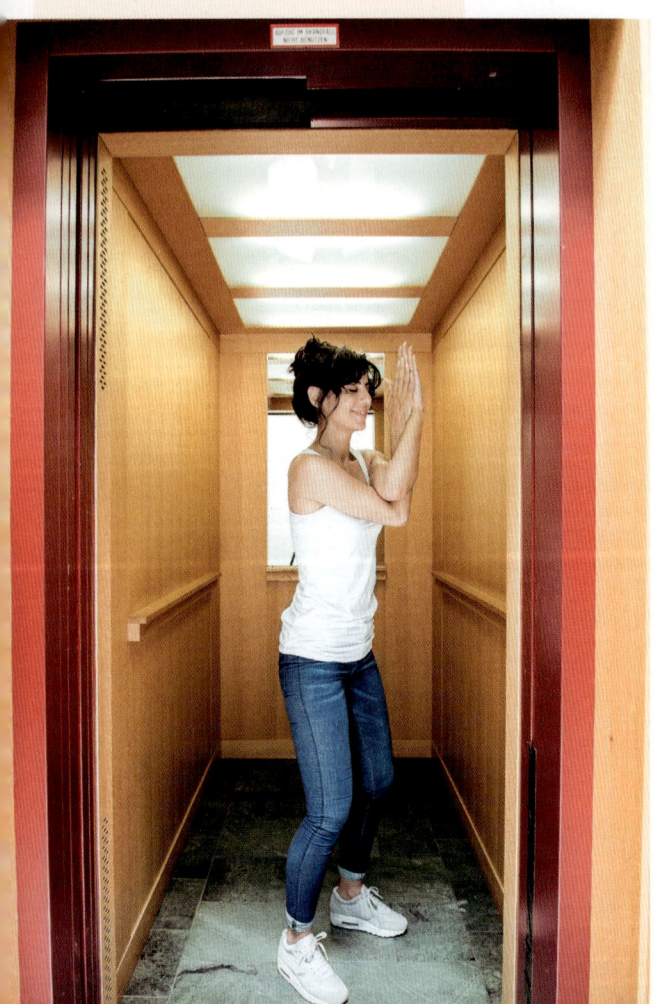

←————————————| GENIESSEN

Die Region rund um Schultern, Nacken und Rücken verdient unsere besondere Aufmerksamkeit. Warum? Hier drücken der tägliche Stress, die Anspannung und belastende Sorgen. Davon haben wir alle viel zu viel. Also: Immer hübsch gegensteuern und den Stress loslassen.

LOSLASSEN

1. Sie stehen gerade, Füße zusammen, und verschränken die Hände locker hinter dem Rücken.

2. Nun beugen Sie die Knie und Ihren Oberkörper nach vorn, bis Ihr Kopf locker nach unten hängt. Ihre Hände und Arme bewegen sich dabei ganz natürlich in einem sanften Bogen mit – achtsam und liebevoll. Lassen Sie die Schwerkraft wirken und Ihre Arme sanft Richtung Bogen herabziehen.

3. Strecken Sie die Beine, um gleichzeitig auch die Beinrückseiten zu dehnen.

4. Bleiben Sie für einige Atemzüge in dieser Haltung und lassen Sie mithilfe der Schwerkraft nach und nach Ihre Arme tiefer sinken, wodurch sich die Dehnung der Schultern ganz sanft verstärkt.

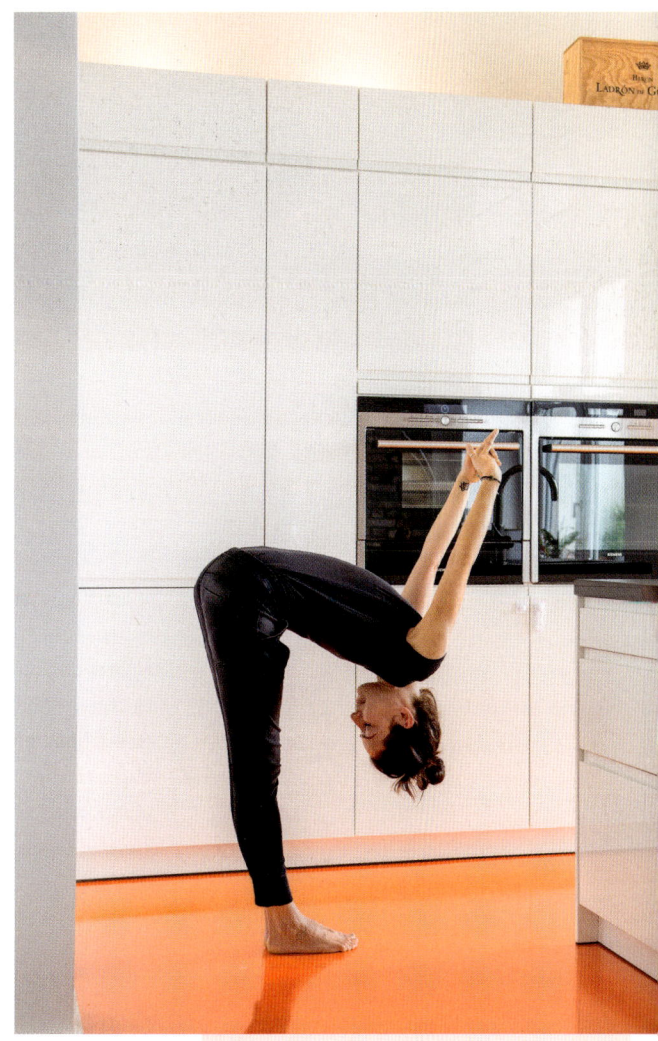

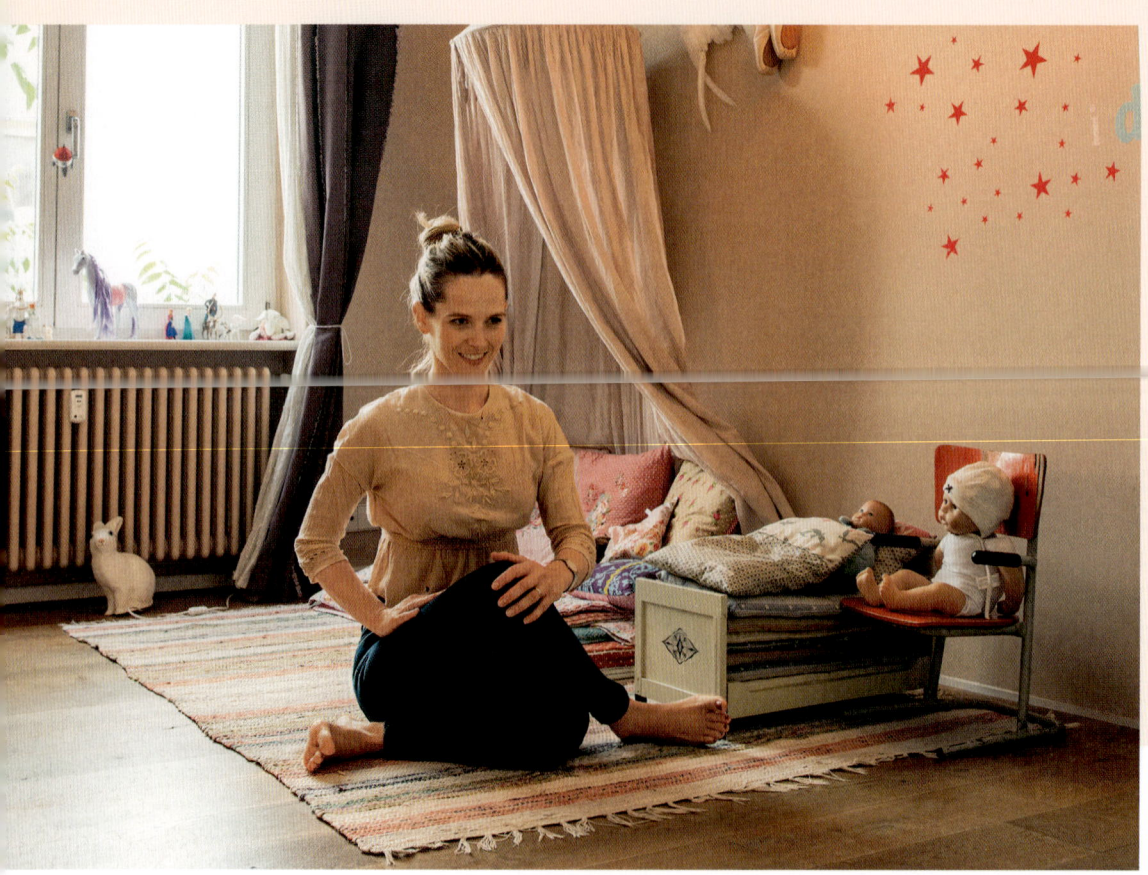

Diese Übung ist sehr intensiv und für unbewegliche Menschen eine echte Herausforderung. Versuchen Sie es trotzdem, denn sie hilft bei Hüft- und Rückenschmerzen, dehnt sehr gründlich und kann auch emotionale Blockaden lösen.

KUHGESICHT

1. Setzen Sie sich auf den Boden und ziehen Sie Ihren linken Fuß neben die rechte Gesäßhälfte.

2. Greifen Sie dann den rechten Fuß und legen Sie Ihre Beine wie in einem übertriebenen Schneidersitz so übereinander, dass der rechte Fuß zur linken Gesäßhälfte kommt. Die Knie befinden sich übereinander und der Po zwischen den Füßen. Klappt das noch nicht, lassen Sie das untere Bein einfach locker angewinkelt und konzentrieren sich zunächst auf die Dehnung des darüberliegenden Beins und der dazugehörigen Gesäßhälfte.

3. Genießen Sie in tiefen, ruhigen Atemzügen die Dehnung.

4. Anschließend wechseln Sie achtsam die Position der Beine. Durch regelmäßiges Üben wird es Ihnen immer leichter fallen, die Position einzunehmen und zu genießen. Versprochen!

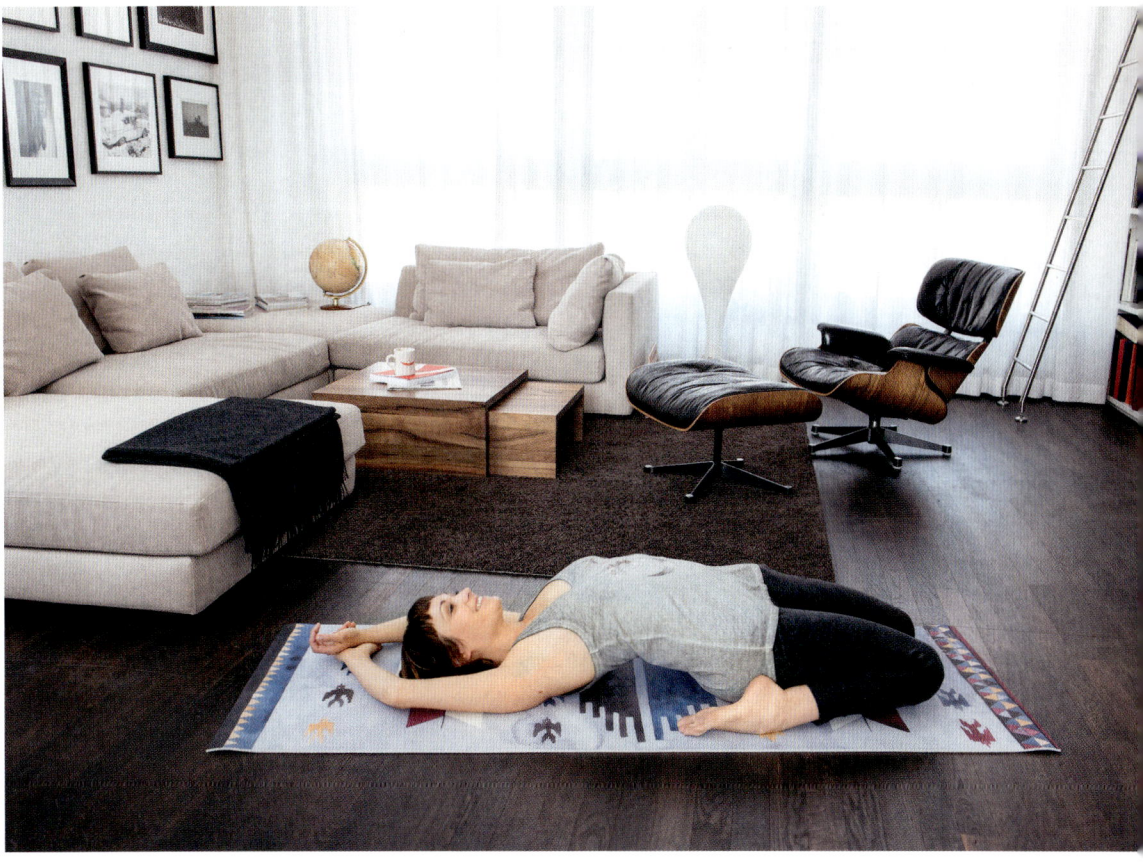

Diese Übung gehört zu den intensivsten Dehnungen für die Oberschenkel-
vorderseite. Achten Sie besonders auf Ihre Kniegelenke.

ZURÜCKLEHNEN

1. Setzen Sie sich auf die Fersen. Dann schieben Sie Ihre Füße so weit auseinander, dass Sie sich gut dazwischen setzen können.

2. Lehnen Sie sich aus dieser Position vorsichtig nach hinten auf den rechten Unterarm.

3. Beugen Sie nun ebenso achtsam den linken Unterarm, bis Ihr Oberkörper auf beiden Unterarmen ruht.

4. Lassen Sie erst Ihren Kopf, anschließend den gesamten Oberkörper sanft nach hinten zu Boden sinken. Die Arme liegen jetzt rechts und links neben dem Oberkörper oder, wie Meike es hier zeigt, über dem Kopf.

5. Atmen Sie ruhig und tief und lassen Sie die Dehnung wirken.

6. Um die Übung zu beenden, richten Sie sich Schritt für Schritt über die Seite wieder auf – genauso achtsam wie beim Hinlegen.

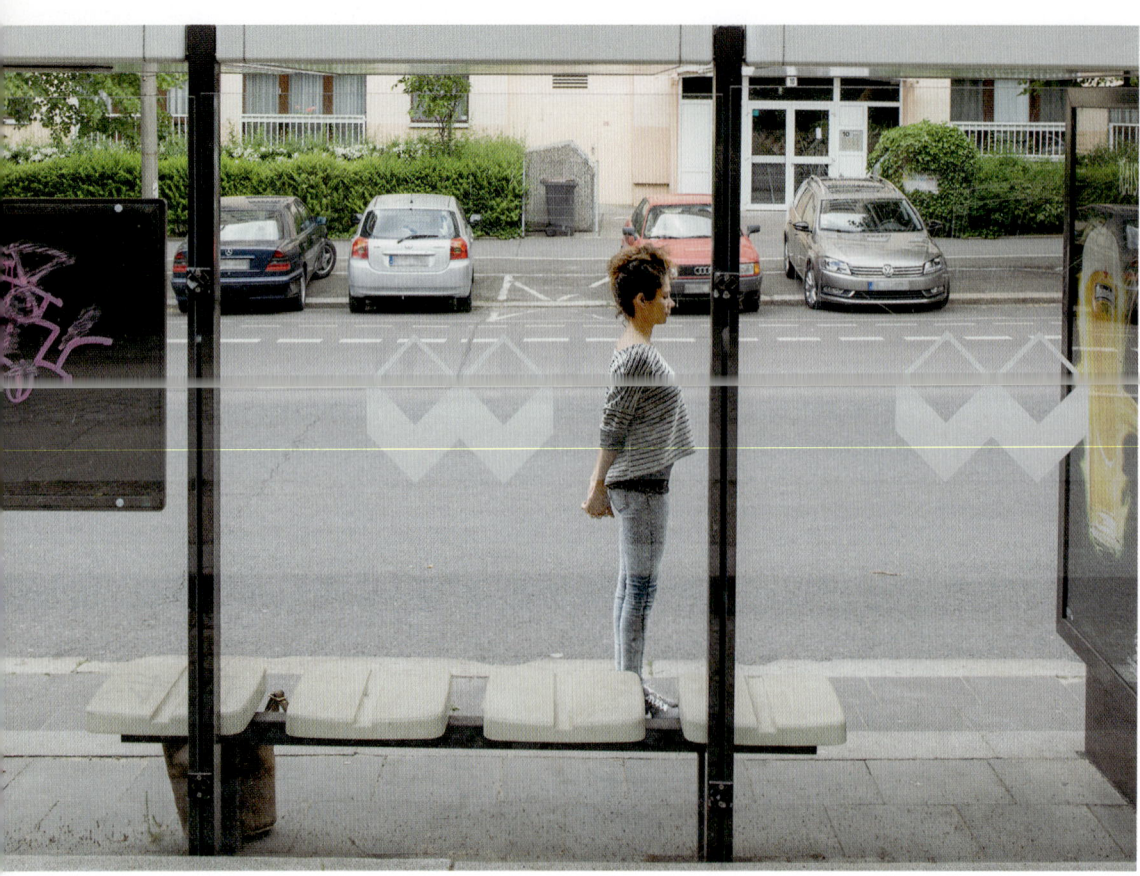

Das Herz öffnen, immer und immer wieder, für andere, aber auch für sich selbst: Das ist eine tägliche körperliche Übung und seelische Herausforderung. Jaja, die kleinsten Fitness-Minis haben es am meisten in sich.

HERZ ÖFFNEN

1. Sie stehen entspannt und gerade, die Schultern sind tief, der Nacken ist lang, das Kinn leicht zur Brust geneigt.

2. Verschränken Sie beide Hände hinter dem Rücken fest ineinander und ziehen Sie sie dann sanft, aber aktiv Richtung Boden.

3. Die Schulterblätter ziehen zusammen und – voilà – der Brustkorb öffnet sich.

4. Atmen Sie tief ein und aus und ziehen Sie sich lang am Scheitel nach oben. Das Kinn bleibt Richtung Brust geneigt.

Mit diesem Fitness-Mini fühlen Sie sich vielleicht wie im Trainingslager für Schlangenmenschen. Aber Sie fördern damit die natürliche Drehbewegung Ihrer Wirbelsäule und entlasten Nacken und Kreuz.

XL-RÜCKEN-STRETCH

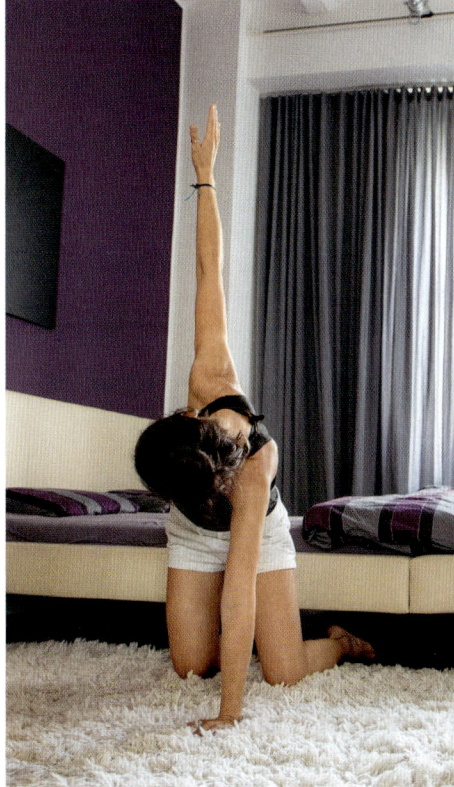

1. Kommen Sie in den Vierfüßlerstand. Die linke Hand setzen Sie etwas weiter vor und Richtung Körpermitte. Machen Sie Ihren Rücken möglichst lang und gerade.

2. Atmen Sie ein und bewegen Sie die rechte Hand lang nach oben Richtung Decke. Ihr Blick folgt ihr.

3. Öffnen Sie Ihre Brust so weit es geht, während Sie gleichzeitig die Länge im Rücken erhalten.

4. Beim Ausatmen kommen Sie mit dem rechten Arm in einer runden Bewegung zurück Richtung Boden und schieben die Hand unter der linken Schulter hindurch – so weit, wie Sie kommen. Auch hier folgt Ihr Blick wieder der Handbewegung.

5. Atmen Sie ein und öffnen Sie sich wieder lang nach oben. Beim Ausatmen schieben Sie die Hand wieder in einem großen Kreis weit unter dem linken Arm hindurch. Ihr Blick folgt immer der Handbewegung.

6. Machen Sie so lang weiter, wie es guttut. Dann wechseln Sie die Seite.

SCHÖN RUND MACHEN ⊢————————→

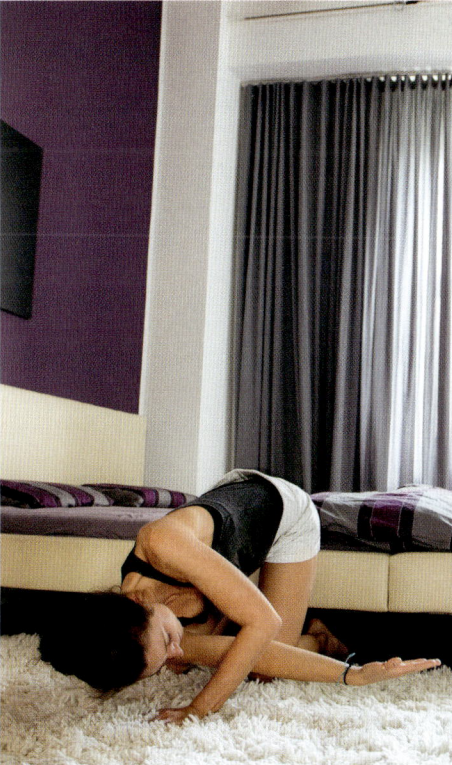

YOGALICIOUS

WORKOUT MAL ANDERS

Wenn ich ehrlich bin, fand ich Yoga, dieses ganze Gewese ums Entspannen, Balancefinden, Atmen, Tönen und Meditieren lange Zeit irgendwie doof. Es hatte nichts mit mir und meinem Verständnis von Sport und Fitness zu tun. Viel zu viel Esoterik, viel zu wenig Power.

Heute ist das anders und Yoga ist ein fester Bestandteil meiner Trainingsroutine geworden. Es ist eine Tür, die sich für mich geöffnet und mir wichtige Erkenntnisse geschenkt hat – gerade weil es mehr ist als Sport und Fitness, Recken und Strecken. Zumindest für mich wurde Yoga zu einer extrem spannenden Reise, nicht zuletzt zu mir selbst. Durch meine Yogapraxis habe ich sehr viel gelernt. Und lerne immer noch. Täglich aufs Neue. Yoga tut extrem gut und hilft mir immer wieder, mich zu erden, loszulassen, zu öffnen, zu akzeptieren und herauszufordern. Mich zu strecken, zu spüren – und durchzuatmen.

Es gibt so viele verschiedene Yogastile und so viele tolle, begeisterte und inspirierende Lehrer, wodurch »das Yoga« für jeden von uns zu »seinem/ihrem Yoga« werden kann. Dennoch glaube ich, dass Yoga nicht für jede(n) das Passende ist und viele Menschen etwas suchen, das sie in ihm vermutlich nicht finden werden. Aber vielleicht finden sie es dann im Qi Gong, Tai Chi, Schwimmen oder Tanzen. Wie auch immer. Probieren Sie die nachfolgenden Fitness-Minis einfach einmal aus und fühlen Sie, was diese kleinen Yogaübungen mit Ihnen und Ihrem Körper machen. Vielleicht finden Sie »Ihr« Yoga.

YOGA KANN DEIN LEBEN IN FLUSS BRINGEN:
ES IST HART UND WEICH ZUGLEICH, WIE WASSER.

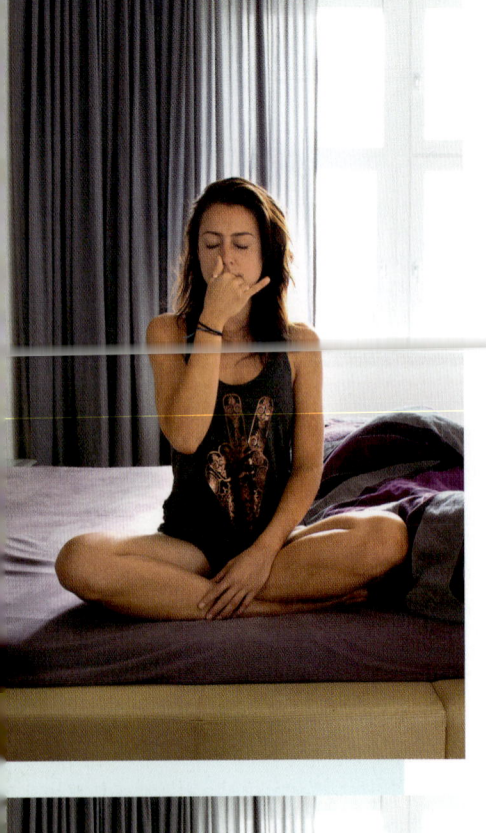

Einer meiner ersten Yogalehrer sagte während einer Stunde: »Befreie deinen Atem und du befreist dein Leben.« Damals hab ich innerlich gekichert. Heute atme ich tief und gern und lerne jeden Tag, wie sehr er doch recht hatte. Diese Übung ist ein wunderbarer Start in den Tag.

SAUERSTOFFDUSCHE

1. Sie sitzen gerade und aufrecht im Schneidersitz oder auf der Bettkante oder einem Stuhl. Das Kinn ziehen Sie etwas zur Brust, den Scheitel zur Decke.

2. Schließen Sie das rechte Nasenloch mit dem rechten Daumen und atmen Sie ganz langsam durch das linke Nasenloch ein.

3. Nun schließen Sie mit dem kleinen Finger der rechten Hand auch das linke Nasenloch und halten den Atem an, solange es angenehm ist.

4. Lösen Sie den Daumen und atmen Sie so langsam wie möglich durch das rechte Nasenloch aus.

5. Danach atmen Sie durch das rechte Nasenloch ein. Verschließen Sie das rechte Nasenloch wieder mit dem Daumen und halten Sie die Luft an, wie vorher. Lösen Sie den kleinen Finger und atmen Sie langsam durch das linke Nasenloch wieder aus.

6. Diese einzelnen Teile zusammen bilden ein Prana-yama, das ist der Fachbegriff für verschiedene Atem-übungen aus dem Yoga. Vielleicht beginnen Sie mit 20 Durchgängen und steigern sich nach und nach.

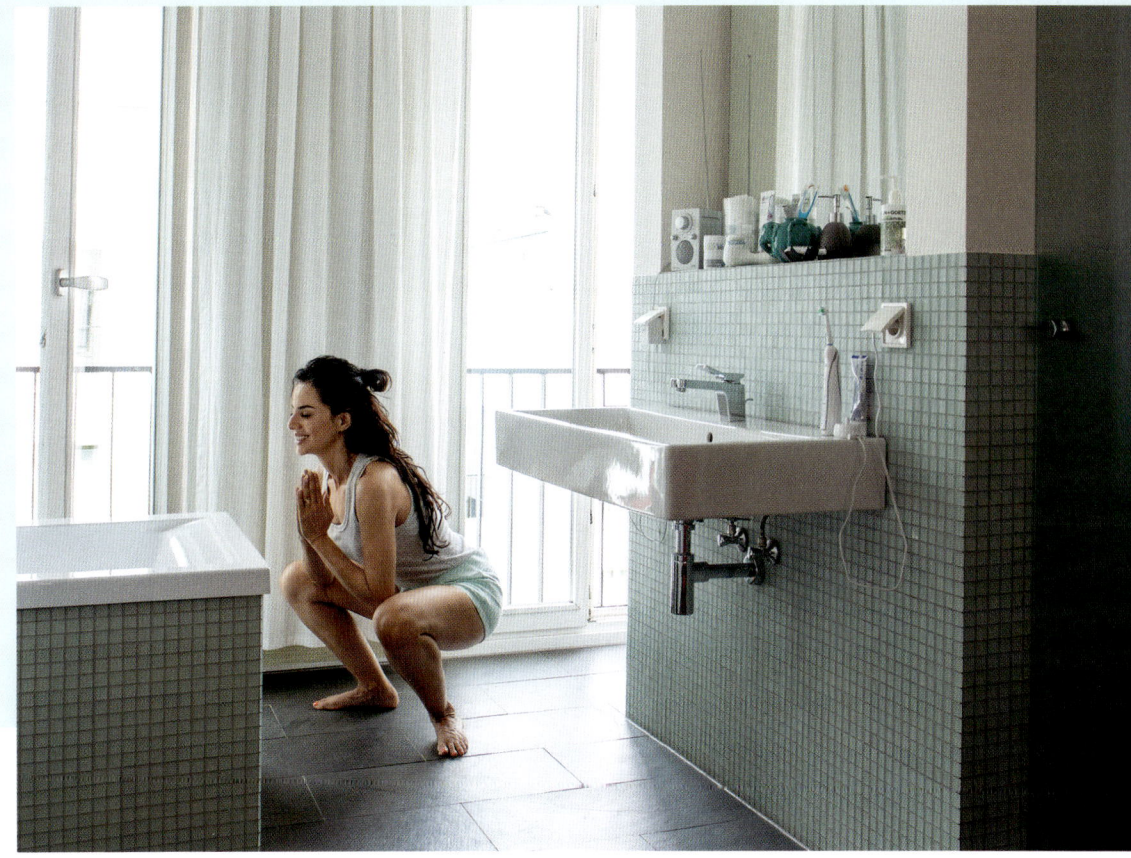

Da nahezu jeder von uns zur Spezies des »Computermenschen« gehört, sind Übungen wie der Hüftöffner ideal für uns. Denn damit wird der Lendenmuskel, der für die Beugung im Hüftgelenk verantwortlich ist, wunderbar gedehnt.

HÜFTÖFFNER

1. Stellen Sie Ihre Füße etwas mehr als hüftbreit auseinander und kommen Sie in eine breite Hocke. Sollten Ihre Fersen sich dabei vom Boden lösen, legen Sie für eine stabilere Haltung ein Kissen oder ein Buch unter.

2. Bringen Sie Ihre Hände in eine Gebetshaltung vor Ihr Herz und strecken Sie die Wirbelsäule. Ziehen Sie sich am Scheitel lang nach oben. Ihr Brustkorb strebt nach vorn und oben, die Schultern sind weg von den Ohren.

3. Schieben Sie die Ellbogen in die Innenseiten der Knie, pressen Sie die Handflächen fest aneinander und finden Sie mit jedem Atemzug etwas mehr Länge, während der Po tief bleibt.

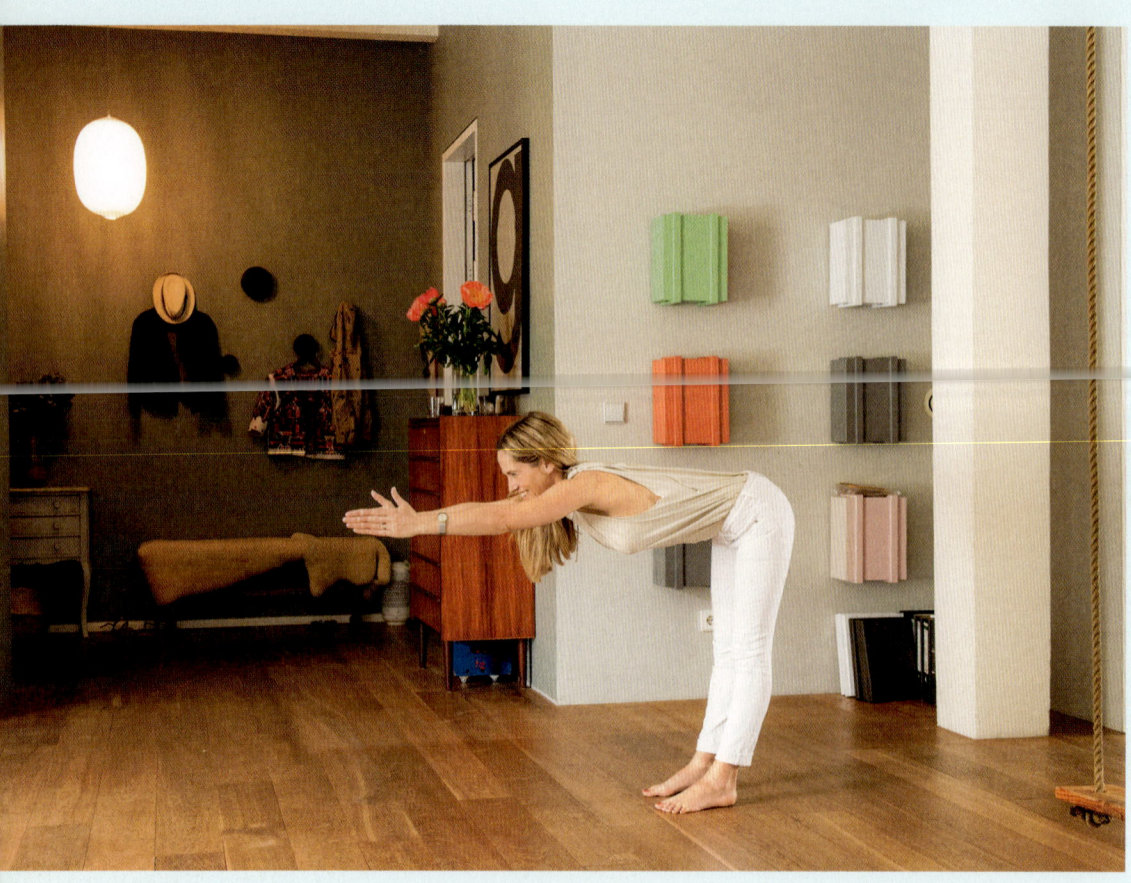

Eine Übung, die es in sich hat. Kaum Bewegung, dafür umso mehr Ganzkörperspannung und ein sehr ungewohnter Reiz für die gesamte hintere Muskulatur. Sie entlastet und dehnt Rücken, Arme und Schultern, öffnet die Beinrückseiten und erfrischt den Kopf.

HALBE VORWÄRTS-BEUGE

1. Sie stehen gerade, der Beckenboden ist angespannt und die Füße sind zusammen.

2. Atmen Sie ein und strecken Sie sich lang nach oben.

3. Beim Ausatmen erhalten Sie die Länge im Rücken und beugen sich so weit nach vorn, bis Rücken und Beine im 90-Grad-Winkel zueinander stehen. Ihre Handflächen zeigen zueinander, Ihr Blick geht zu den Händen, der Rücken bleibt gerade und der Bauchnabel eingezogen.

4. Halten Sie diese Position für 20 tiefe Atemzüge.

Okay, wirklich bequem ist diese Übung nicht. Dafür festigt sie die Oberschenkel, stärkt die Körperhaltung, indem sie Becken und Wirbel ausrichtet, und trainiert Knie, Rücken, Hüfte, Sprunggelenke und Knöchel. Ist doch was.

DER STUHL

1. Sie stehen aufrecht. Die Füße sind hüftbreit geöffnet. Strecken Sie beide Arme nach vorn, die Schultern bleiben unten. Beugen Sie nun die Knie, als ob Sie sich auf einen Stuhl setzen würden. Die Fersen bleiben dabei fest auf dem Boden.

2. Strecken Sie Ihre Arme Richtung Decke, die Handflächen zeigen zueinander, der Rücken bleibt gerade, die Brust stolz erhoben, der Bauch angespannt.

3. Gleichmäßig weiteratmen.

4. Vielleicht gehen Sie noch etwas tiefer in die Hocke, als ob Sie in einen weichen Sessel sänken. Achten Sie aber darauf, dass Ihr Rücken unbedingt gerade bleibt und die Knie nicht über die Fußspitzen hinausragen oder nach innen oder außen wegkippen.

5. Wenn Sie merken, dass Ihre Kraft nachlässt, richten Sie sich mit geradem Rücken wieder auf.

ZUSATZINFO

Wer Schmerzen im unteren Rücken oder Knieprobleme hat, sollte auf diese Übung verzichten. Dasselbe gilt für Frauen während der Menstruation.

123

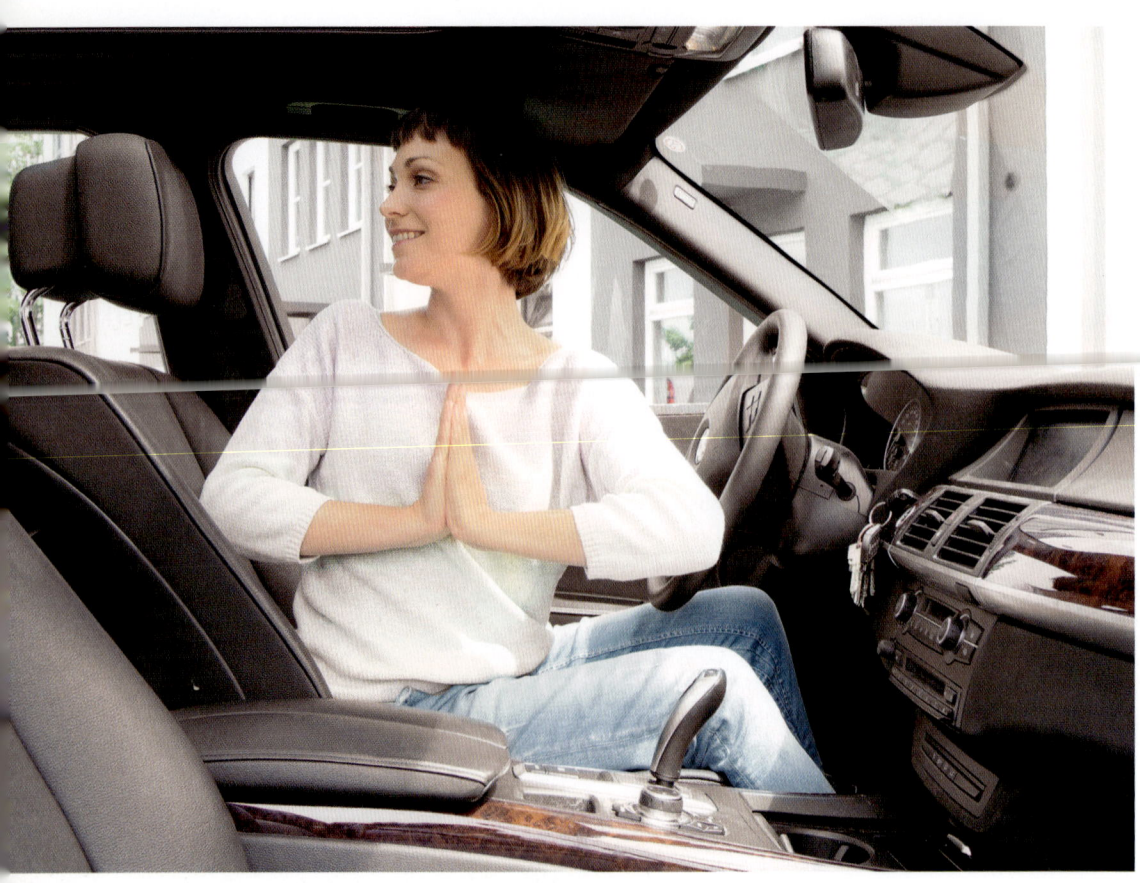

Die Suche nach einem Parkplatz ist für Großstädter ein herrliches Training, um sich in Geduld, Gelassenheit und Ausdauer zu üben. Statt nach dem Einparken einfach ohne Pause weiterzustürzen, dürfen Sie erst einmal mithilfe dieses Fitness-Minis durchatmen und Ihren Rücken verwöhnen.

DREHSITZ IM AUTO

1. Falten Sie Ihre Hände vor der Brust wie zum Gebet, ziehen Sie sich am Scheitel lang nach oben (der Po bleibt auf dem Sitz) und heben Sie die Ellbogen seitlich nach außen.

2. Nun drehen Sie sich nach rechts und berühren mit dem linken Ellbogen den äußeren rechten Rand des Lenkrades, um sich abzudrücken und über die rechte Schulter nach hinten zu schauen. Sie dürfen gern mit der rechten Hand gegen Ihre linke Handfläche drücken, um die Dehnung noch zu verstärken.

3. Halten Sie diese Position für einige tiefe Atemzüge und wechseln Sie anschließend sanft die Seite.

Diese Übung kräftigt Ihre Arme und Handgelenke, stärkt Ihre Bauchmuskulatur, stimuliert Ihre Bauchorgane und beruhigt den Geist. Ganz schön viel für so ein hübsches »Blümchen«.

LIFTED LOTUS

1. Sie sitzen mittig auf einem Stuhl und platzieren Ihre Hände links und rechts neben sich.

2. Mit der nächsten Einatmung ziehen Sie den Bauchnabel nach innen und spannen Ihre Bauchmuskulatur an.

3. Beim Ausatmen drücken Sie mit den Händen den Po vom Stuhl hoch.

4. Die Position so lange wie möglich halten und dabei tief ein- und ausatmen.

5. Versuchen Sie mit jedem Üben, den Po etwas länger anzuheben, und mit jedem Atemzug, stärker zu werden.

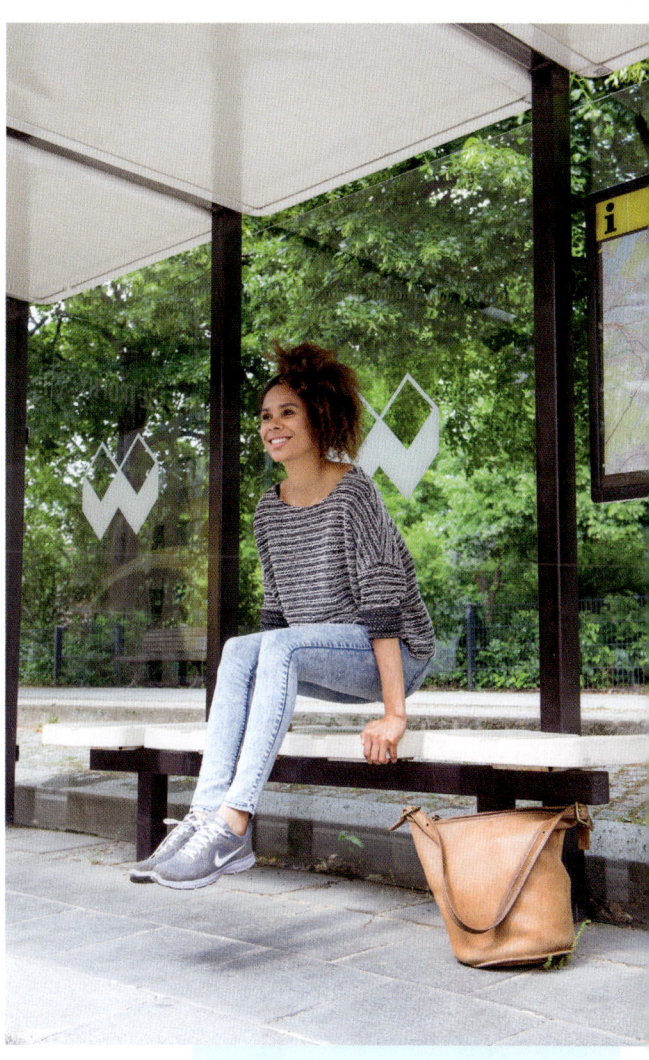

Jeden Tag hat unser Rücken wortwörtlich vieles zu (er)tragen. Gönnen Sie ihm daher immer wieder einmal eine kleine Auszeit und dehnen Sie sanft die Rückenmuskulatur. Auch im Büro.

OFFICE CATERPILLAR

1. Setzen Sie sich aufrecht hin und lassen Sie die Beine ganz locker, sodass Sie bequem sitzen.

2. Beugen Sie sich nun mit rundem Rücken über Ihre Beine nach vorn. Der Kopf hängt locker nach unten herab, der Nacken ist völlig entspannt.

3. Lassen Sie die Schwerkraft für sich arbeiten und Ihren Oberkörper mit jeder Ausatmung ein kleines bisschen tiefer herabziehen. Machen Sie sich ganz rund. Schließen Sie gern die Augen.

4. Nach 2 bis 3 Minuten rollen Sie sich langsam wieder Wirbel für Wirbel auf und spüren noch kurz nach.

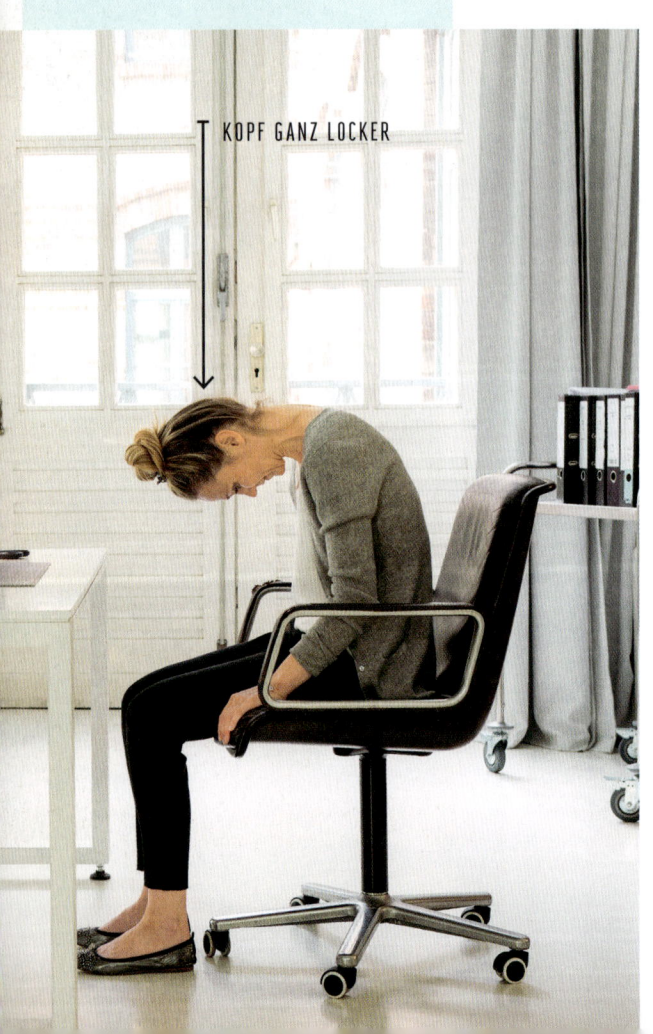

KOPF GANZ LOCKER

Diese Übung mache ich gern, wenn meine Kinder mich abends bitten, noch etwas bei ihnen im Bett zu warten, bis sie eingeschlafen sind. Sie lässt sich leicht immer und überall einbauen, sobald Sie auf dem Rücken liegen und Ihre Bauchmuskulatur noch etwas fordern wollen.

YOGI-BAUCH

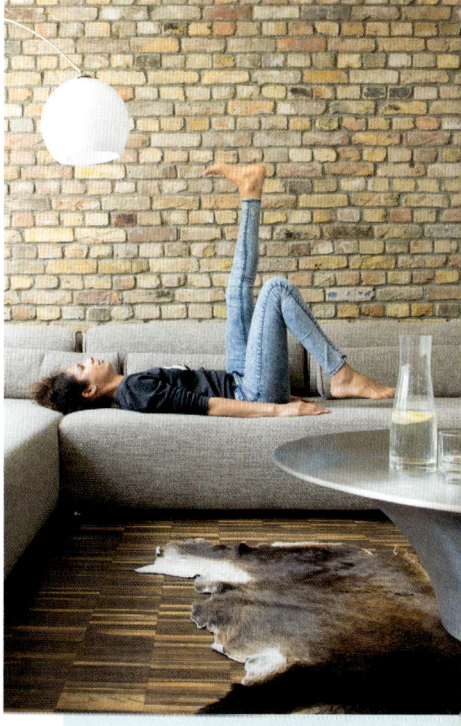

1. Legen Sie sich lang und gerade auf den Rücken. Die Arme ruhen an den Seiten, die Handflächen zeigen nach unten.

2. Winkeln Sie nun beide Beine so an, dass die Oberschenkel und der Bauch im rechten Winkel zueinander stehen. Die Kniescheiben zeigen nach oben Richtung Decke.

3. Strecken Sie beim Einatmen das linke Bein lang nach oben, die Zehen ziehen Sie zum Schienbein. Das rechte Bein bleibt währenddessen gebeugt. Wenn es näher zu Ihnen rutscht, was gern passiert, verringert dies den Trainingseffekt.

4. Mit der nächsten Ausatmung lassen Sie das linke Bein langgestreckt absinken. Einatmen und wieder anheben. Ausatmen, absenken. Einatmen, anheben. Lassen Sie das Bein dabei immer nur so weit absinken, wie Sie mit dem ganzen Rücken Kontakt zum Boden halten können. Also kein Hohlkreuz machen.

5. Nach ein paar Mal die Seite wechseln.

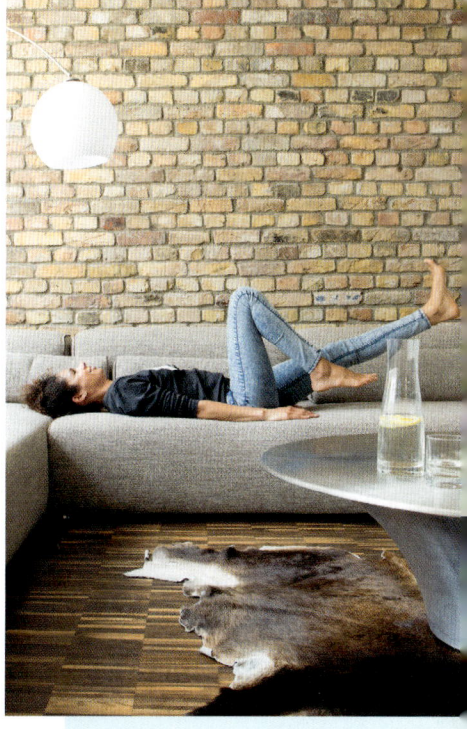

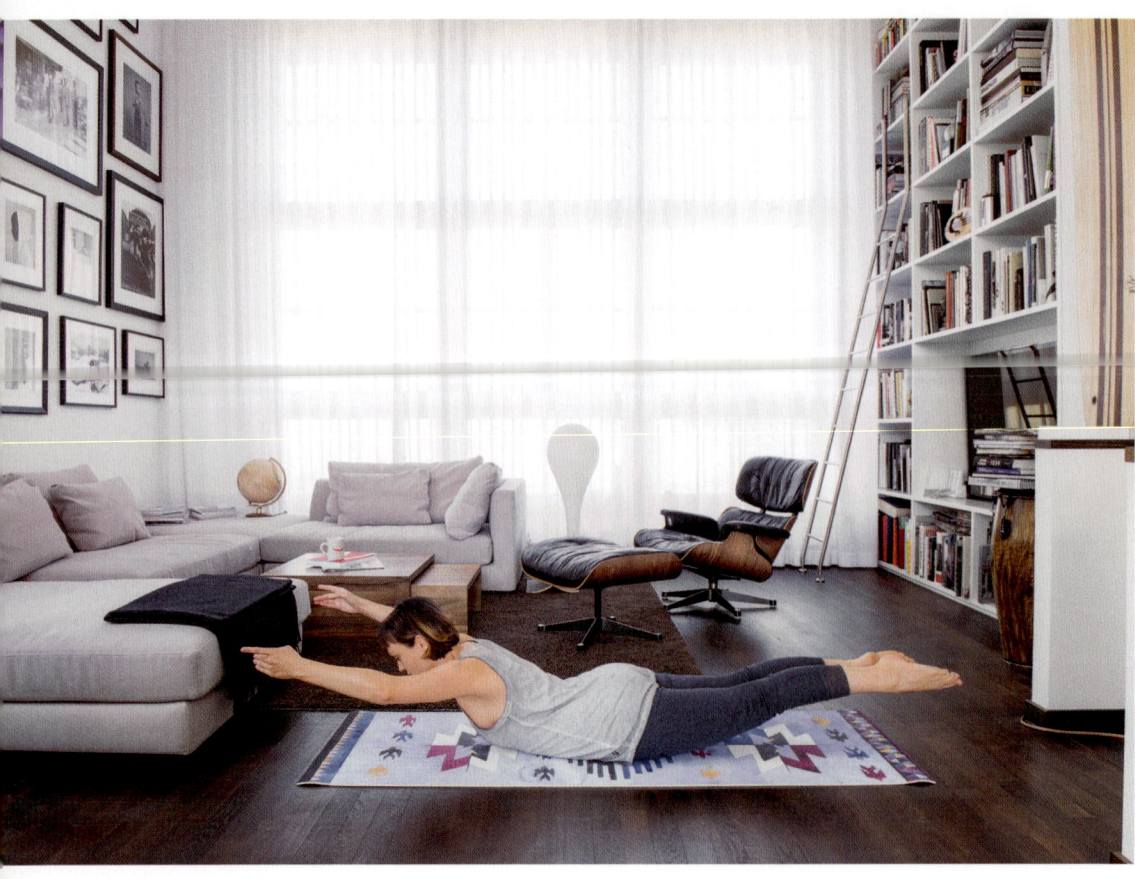

Sie hätten gern einen kräftigen Rücken, einen straffen Bauch und schöne
Beine? Von nichts kommt nichts. Durch regelmäßiges Üben entwickeln Sie aber
zunehmend die nötige Kraft, um Ihre Beine immer höher anzuheben.

HEUSCHRECKE

1. Legen Sie sich auf den Bauch, die Stirn liegt auf dem Boden, die
Handrücken sind neben den Hüften.

2. Pressen Sie Ihr Schambein in den Boden, drehen Sie die Fersen
voneinander weg und heben Sie beide Beine hoch. Heben Sie nun
auch den Kopf und die Arme und ziehen Sie dabei mit den Händen die Schultern weg vom Boden und gleichzeitig weg vom Kopf.

3. Ihr Schambein drückt weiter in den Boden. Beine und Oberkörper sind angehoben und Sie ziehen die Hände kräftig weg vom
Kopf und die Schulterblätter zusammen.

4. Halten … Atmen … Dann wieder zurück in die Bauchlage
kommen und die Stirn ablegen. Kurz ausruhen und gern noch
weitere Durchgänge absolvieren.

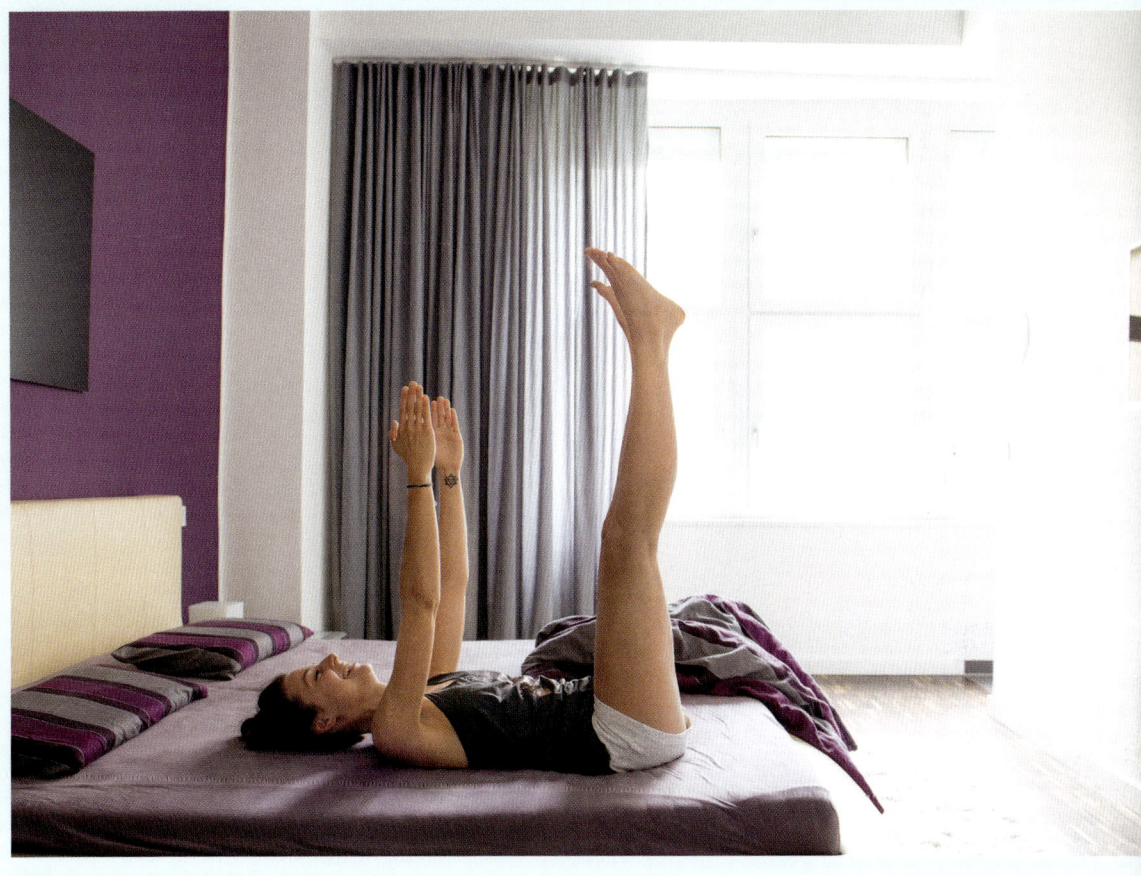

Was gibt es Schöneres, als am Ende eines ereignisreichen Tages alle viere von sich zu strecken? Dann machen Sie das doch. Am besten mindestens einmal täglich für ein paar Minuten. Dadurch schenken Sie Ihren müden Beinen etwas Entlastung. Denn der Rückfluss des Bluts in Armen und Beinen löst Spannungen in Körper und Geist.

KÄFER

1. Legen Sie sich lang, gerade und entspannt auf den Rücken und strecken Sie Beine und Arme Richtung Decke.
2. Atmen Sie ruhig und tief und halten Sie diese Position für 5 bis 10 Minuten.

VARIANTE Sollte die Übung für Sie (noch) eher anstrengend als entspannend sein, lehnen Sie für den Anfang Ihre Beine einfach gegen eine Wand.

MINIWORKOUTS

FITNESS À LA CARTE

Der Sportler, Fitness-Journalist und Trainer Marty Gallagher sagte einst: »Das ganze Jahr in Bestform zu bleiben, ist der sichere Weg in die Klapse.« Recht hat er. Statt durchzudrehen und an der Dauerperfektion zu verzweifeln, bleiben Sie lieber ganz entspannt und doch hübsch fokussiert. Konzentrieren Sie sich auf das Wesentliche. Das kann die wichtige Abendveranstaltung sein, der nächste Ski-Urlaub oder die Regelblutung, die uns empfiehlt etwas sanfter mit uns selbst zu sein, eine kleine Auszeit einzubauen, um danach wieder durchzustarten.

Das Leben ist Veränderung und mit den Fitness-Minis haben Sie ein unkompliziertes Bewegungskonzept, das sich Ihnen und Ihrem Alltag anpasst – nicht umgekehrt. Mal fahren Sie mit dem Rad statt mit dem Auto, mal sind Sie mehr im Büro und dann wieder viel unterwegs. Im Sommer bewegen und ernähren Sie sich anders als im Winter … Aber auch wenn bei Ihnen jeder Tag dem anderen mehr oder weniger gleicht, sollten Sie Ihre Fitness-Karten immer mal wieder durchmischen. Auf diese Weise erhält Ihre Muskulatur regelmäßig neue Impulse, reagiert effektiver auf die Bewegungsangebote. Und ganz nebenbei laufen auch Sie selbst nicht Gefahr, sich mit dem eigenen Bewegungskonzept zu langweilen. Das ist wichtig, sonst macht das Ganze schon bald keinen Spaß mehr und man findet wieder immer öfter eine Ausrede, warum man heute lieber nichts macht.

Daher möchte ich zum Abschluss noch einmal auf unterschiedliche Lebensumstände eingehen und zeigen, wie leicht Sie die Fitness-Minis individualisieren und an wechselnde Situationen anpassen können. Die Workouts kombinieren je fünf Einzelübungen, die Anleitungen finden Sie in den vorangegangenen Kapiteln.

ES GIBT FÜR JEDE GELEGENHEIT DAS PASSENDE FITNESS-MINI.

Die folgenden fünf Übungen lassen sich wirklich immer und überall integrieren und sind ein idealer Fitness-Minis-Einstieg für den muffeligsten Fitnessmuffel und die wortakrobatischste Ausreden-Erfinderin.

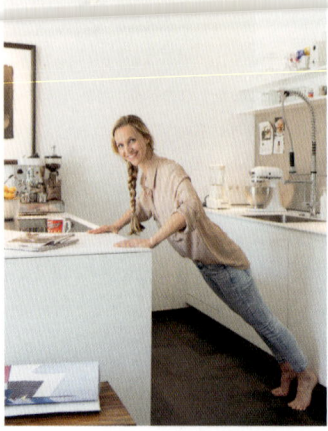

1. Easy-Stütz: leichte Liegestütz-variante für schön modellierte Arme (Seite 73)

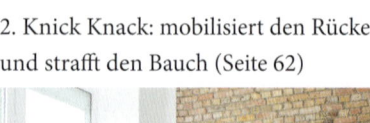

2. Knick Knack: mobilisiert den Rücken und strafft den Bauch (Seite 62)

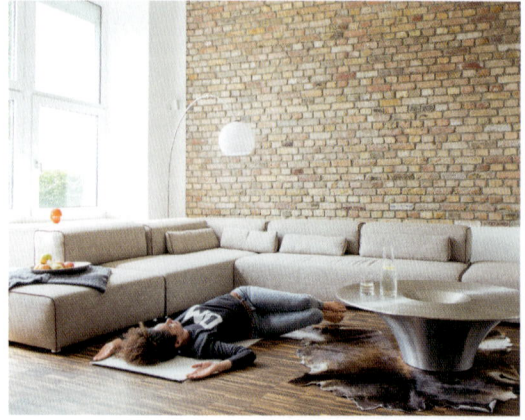

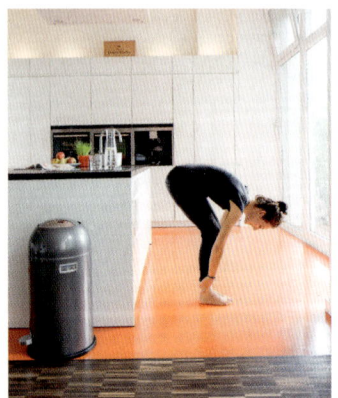

3. Po hoch: für starke Beine (Seite 43)

4. Jumping Jack: verbrennt fleißig Kalorien (Seite 99)

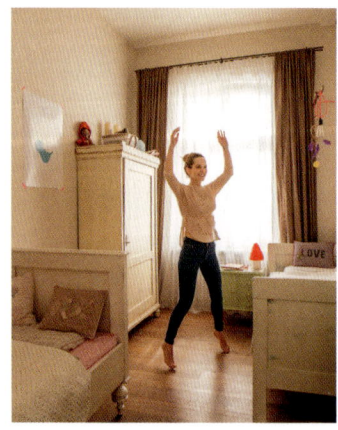

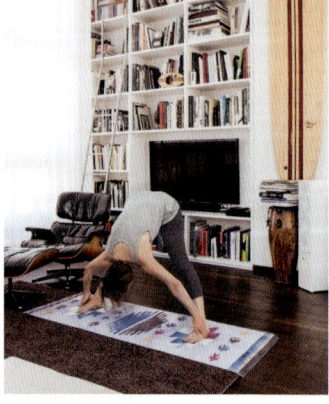

5. Beinstrecker+: dehnt den Rücken und die Beinrückseiten (Seite 110)

…zt, sitzt sich wahrlich den Hintern platt. Das allein müsste schon … genug für einen Bewegungsausgleich sein. Dazu kommt: Solange …, müssen die Muskeln kaum gegen die Schwerkraft anarbeiten, und …örper altert schneller. Auch wenn sich die PC-Arbeit nicht von allein …, ist das kein Grund, den Tag bewegungslos zu verbringen.

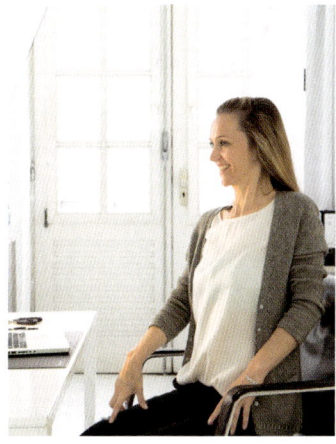

1. Schulterkreisen: lockert die Schultern und macht den Kopf frei (Seite 87)

2. Beinpresse: kräftigt die Oberschenkel (Seite 45)

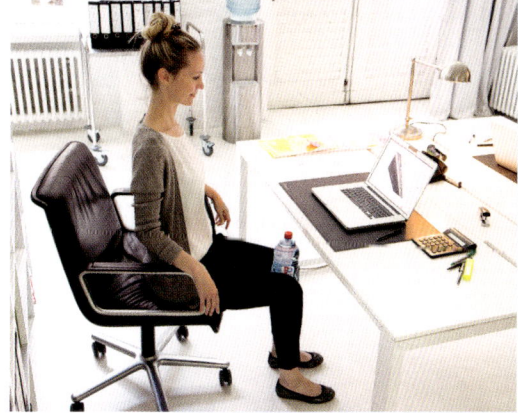

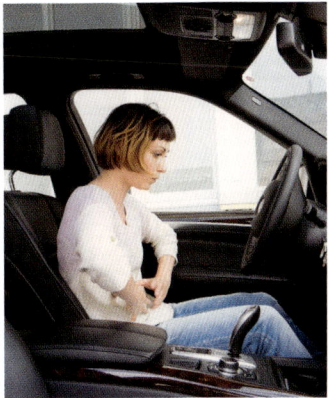

3. Fauchende Katze: trainiert die gesamte Bauchmuskulatur (Seite 24)

4. Pendel: Allround-Fitness für Rumpf, Po und Beine (Seite 85)

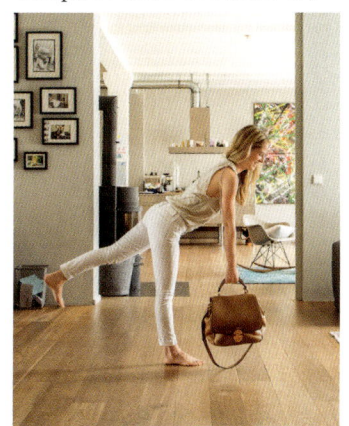

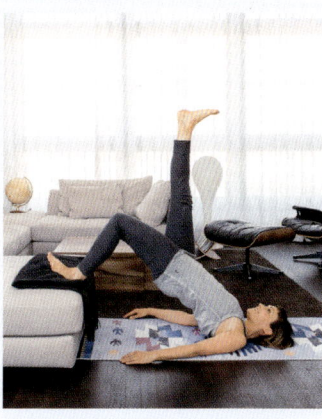

5. No-Couch-Po: höchst effektives Potraining (Seite 49)

Ach, wir Trainer lieben den Frühling. Denn der Winter ist meist lang und lecker. Wer dem bevorstehenden Strandurlaub nicht mit Panik begegnen will, sollte sich rechtzeitig gezielt bewegen. So geht es einfach und schön.

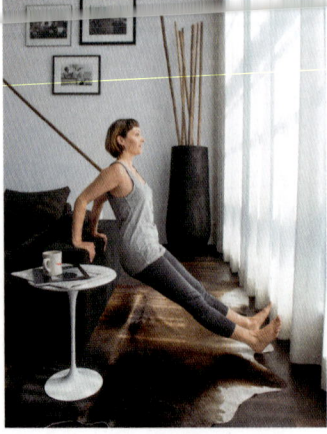

1. Tatort-Trizeps: super Oberarmtraining für nebenbei (Seite 77)

2. Wackelbrett: fördert die Ganzkörperspannung und Koordination (Seite 93)

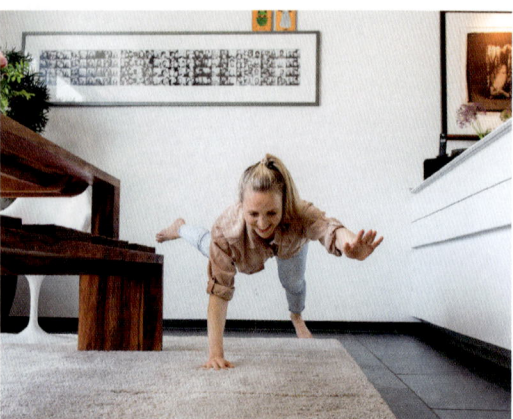

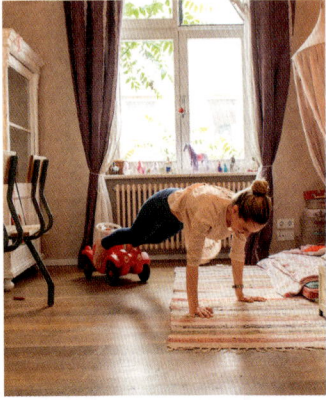

3. Bobby-Car-Quickie: bringt Bauch und Silhouette in Topform (Seite 26)

4. Handtaschen-Swing: zum Bitte-einmal-aus-der-Puste-Kommen (Seite 103)

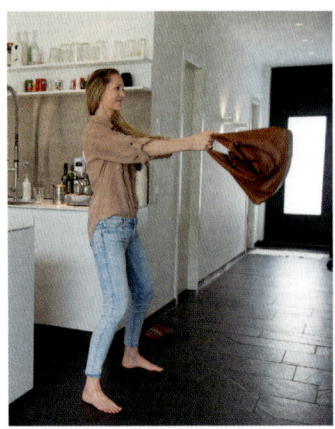

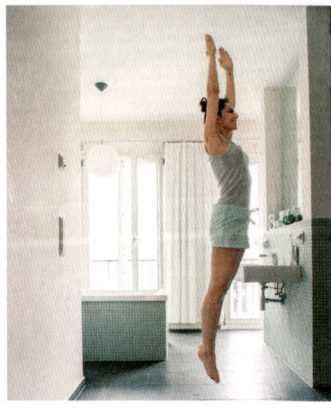

5. Burpees: Ausdauer und Schwung für den ganzen Körper (Seite 100)

SKI-FIT

Wer seinen Körper frühzeitig auf den Ski-Urlaub vorbereitet, beugt Verletzungen vor. Denn eine Woche Dauersport nach vielen Tagen Lebkuchen, Kartoffelklößen und gemütlichen Rotweinabenden hat es in sich und strapaziert Muskeln, Bänder und Gelenke. Beugen Sie vor, statt Ihren Körper zu stressen.

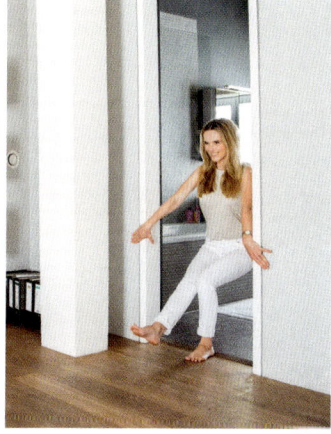

1. Einbeinige Kniebeuge: für Po und Oberschenkel (Seite 38)

2. Knie-Gebet: Effektivtraining für Beine und Po (Seite 53)

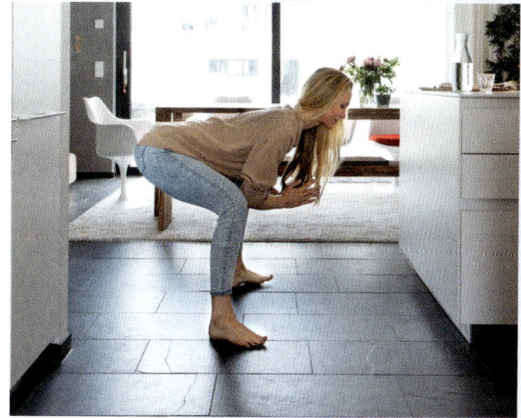

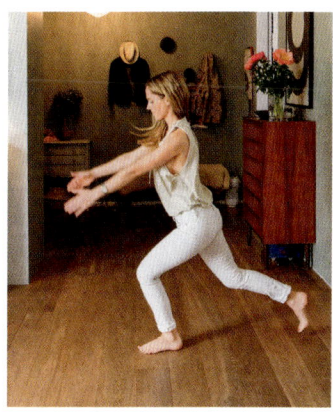

3. Jumping-You-Huu: Ausdauer, Ausdauer, Ausdauer (Seite 96)

4. Schlittschuhlaufen: Knack-Po deluxe (Seite 101)

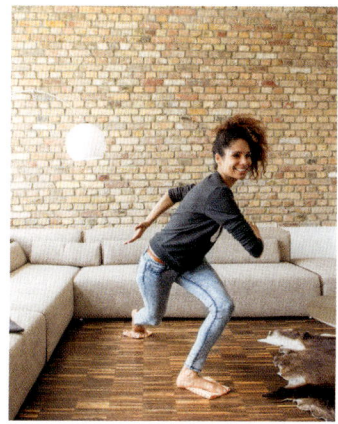

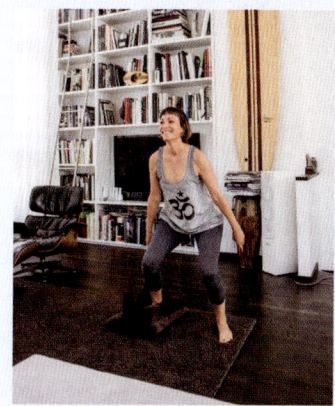

5. Airobics: bringt Herz und Kreislauf in Schwung (Seite 97)

EVENING CHIC

Egal, ob Hochzeitswalzer, Klassentreffen oder Galadinner: Es gibt diese Abende und Veranstaltungen, da wollen wir einfach extrem spitze aussehen. Folgende Übungen schenken Ihnen die Aufrichtung, um sich schlanker zu schummeln – und Muskelkater an wichtigen Stellen, um sich knackig und sexy zu fühlen.

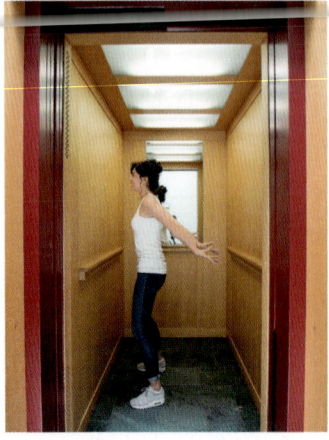

1. Topi-Top: macht schöne Oberame für sexy Kleider (Seite 72)

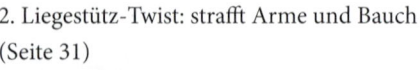

2. Liegestütz-Twist: strafft Arme und Bauch (Seite 31)

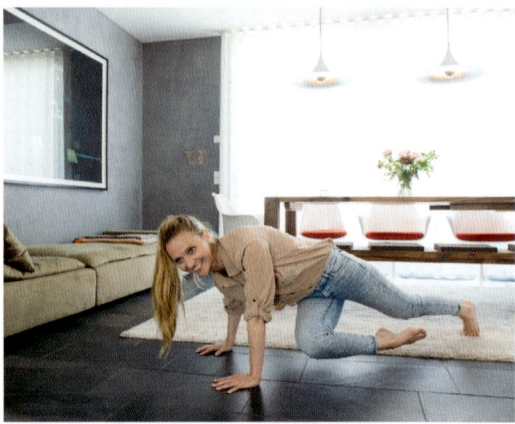

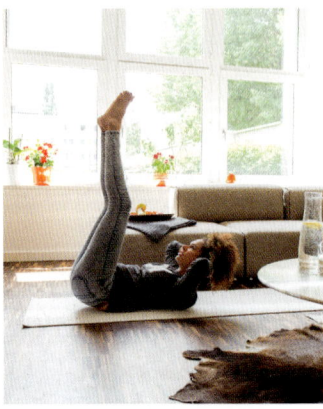

3. Julies Schraube: kräftigt die untere Bauchmuskulatur (Seite 25)

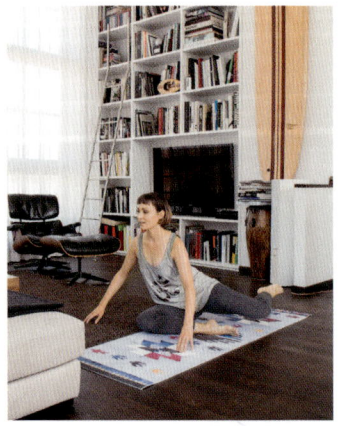

4. Brezel: sorgt für einen wohlgeformten Po (Seite 48)

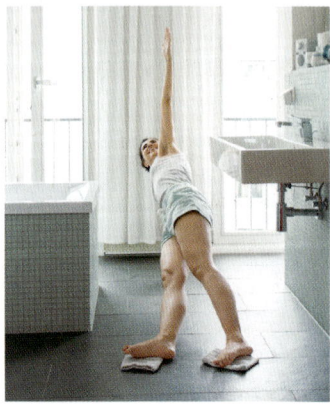

5. Seitrutsche: formt eine schlanke Silhouette (Seite 91)

SPECIAL WOMEN DAYS

Wenn meine Kundinnen ihre Periode haben, bedeutet das für uns Trainingspause. Ich persönlich liebe diese innere Uhr der Natur, die uns Frauen jeden Monat signalisiert: Time-out, Baby, und Füße hochlegen. Gleichzeitig fühlen wir uns aber meist gerade dann aufgedunsen und unattraktiv. Bewegung kann da ein besseres Körpergefühl schenken. Aber bitte nicht hochintensiv und anspruchsvoll, sondern möglichst liebevoll.

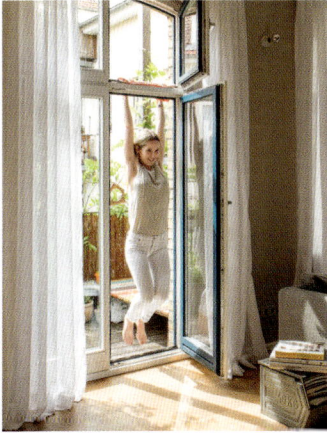

1. Aushängen: lockert und entlastet den Rücken (Seite 60)

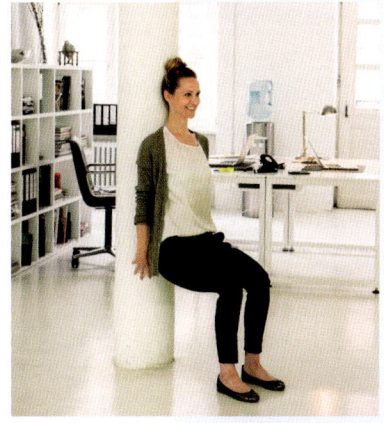

2. An-Lehn-Stuhl: unkompliziertes Oberschenkeltraininig (Seite 37)

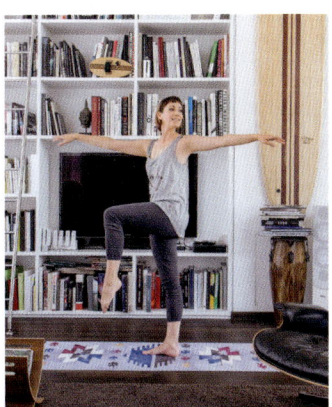

3. Balance Dance: verbessert das Gleichgewicht und die Koordination (Seite 90)

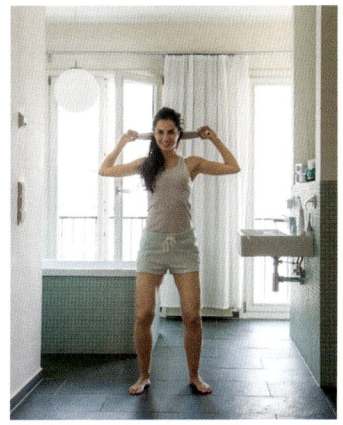

4. Handtuch-Lat-Zug: für Rücken- und Schultermuskulatur (Seite 63)

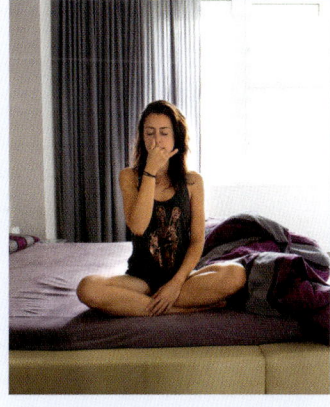

5. Sauerstoffdusche: Atemübung für Ruhe, Gelassenheit und inneres Strahlen (Seite 120)

BÜCHER UND ADRESSEN, DIE WEITERHELFEN

BÜCHER AUS DEM GRÄFE UND UNZER VERLAG

Bimbi-Dresp, Michaela: **Pilates (mit DVD)**

Collins, Stacey/Cohen, Jennifer: **Strong is the new skinny. Das Programm für mehr Fitness und eine super Figur**

Froböse, Ingo: **Das Fitness-Minimalprogramm. Kleiner Aufwand – große Wirkung**

Froböse, Ingo: **Das Muskel-Workout. Über 100 hocheffiziente Übungen ohne Geräte**

Lauterbach, Heiner und Viktoria: **Forever fit. Workouts, die wirken, Smoothies, die pushen, Fitness, die bleibt**

Tschirner, Thorsten: **Das 8-Minuten-Muskel-Workout ohne Geräte (mit DVD)**

BÜCHER AUS ANDEREN VERLAGEN

Northrup, Christiane: **Frauenkörper, Frauenweisheit.** ZS Verlag, München

Schütze, Tina: **KnuddelFit. Rückbildungsgymnastik mit Baby.** Kösel Verlag, München

Schütze, Tina: **Knuddelfit KID. Das Eltern-Kind-Workout.** Kösel Verlag, München

Steinbach, Martina: **Das Women's Health Workout ohne Geräte. Toller Body, straffe Beine, flacher Bauch – so kommen Sie überall ganz einfach in Bestform.** Südwest Verlag, München

ADRESSEN

www.tinaschuetze-berlin.de
Homepage der Autorin.

www.fitforfun.de
Zahlreiche Infos, Tipps und Anleitungen zu Fitnessübungen und Ausdauertraining, gesunder Ernährung und vielem mehr.

www.frauengesundheitsportal.de
Die Internetseite der Bundeszentrale für gesundheitliche Aufklärung speziell für Frauen bietet auch Infos zu Bewegung und Sport.

www.bzga.de
Bundeszentrale für gesundheitliche Aufklärung (BzgA), Ostmerheimer Str. 220, 51109 Köln

www.dge.de
Deutsche Gesellschaft für Ernährung e.V. Godesberger Allee 18, 53175 Bonn

www.dgsp.de
Deutsche Gesellschaft für Sportmedizin und Prävention (Deutscher Sportärztebund) e.V. Königswarter Str. 16, 60316 Frankfurt am Main

Österreich und Schweiz
www.fitfueroesterreich.at
Initiative zur Förderung der Gesundheit und des Wohlbefindens durch Sport und Bewegung.

www.oege.at
Österreichische Gesellschaft für Ernährung c/o AGES Bürotrakt WH, Spargelfeldstraße 191, A-1220 Wien

www.sge-ssn.ch
Schweizerische Gesellschaft für Ernährung Schwarztorstr. 87, CH-3001 Bern

DANKESCHÖN

Die Fitness-Minis sind für mich ein ganz besonderes Herzensprojekt. Deshalb bin ich sehr dankbar für meine Freunde und Familie, die das erkannt und mich unterstützt haben und mir gleichzeitig sehr großzügig alle Freiheiten schenkten, damit dieses Buch Wirklichkeit werden konnte.

Ich danke meinen Lehrern, die mir immer wieder zeigen, zu welchen Leistungen Körper und Geist in der Lage sind, und meinen Klienten, die mich herausfordern und inspirieren.

Danke allen Menschen und Machern, die mit ihren einzigartigen Begabungen hinter den Kulissen engagiert und professionell geholfen haben. Und ich bin so glücklich über meine wunderschönen »Mädels«, die mir ihre Zeit und Kraft schenkten, um die Idee »No Fitness-Models, real Women« zu verwirklichen.

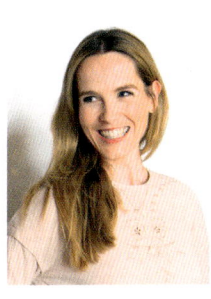

Anna (35) ist zweifache Mama und Projektmanagerin in einer Berliner Agentur: »*Ich wünschte mir manchmal mehr Zeit für Sport. Wenn ich es dann zum Yoga schaffe, fühle ich mich wie neugeboren. Eine Massage für die Seele sozusagen. Für zwischendurch* finde ich die ›Schere‹ und die Bobby-Car-Übungen richtig gut.*«*

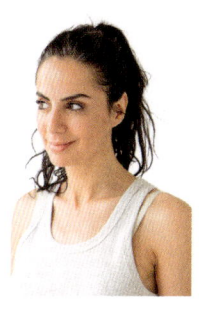

Ceyda (36) webt kontinuierlich an ihrem weltweiten Netzwerk und fungiert als Schnittstelle zwischen Mode, Kunst und Musik, die sie sinnvoll zusammenfügt: »*You have everything needed for the extravagant journey that is your life.*«
Carlos Castaneda

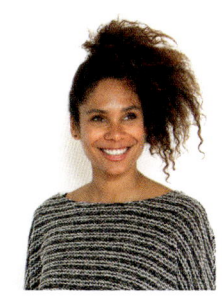

Jamie (35) ist alleinerziehende Mama einer achtjährigen Tochter und arbeitet als freie Texterin in Berlin: »*Wenn ich mal keine Zeit habe, ins Fitnessstudio zu gehen, dann jogge ich morgens mit meiner Tochter zur Schule, während sie mit dem Rad neben mir her fährt. So* starte ich frisch in den Tag und habe mein Pensum schon erledigt.*«*

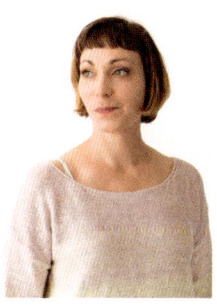

Meike (34) ist leidenschaftliche GAGA-Tänzerin. Sie studierte in Amsterdam, Lissabon und Berlin. Heute leitet sie den Bildungsbereich des Medieninnovationszentrums in Potsdam: »*Sich durch den Tanz auszudrücken, ist mir sehr wichtig. Um es mit den Worten von* Ohad Naharin zu sagen: ›… that you can grow old … and still produce magnificent moments …‹*«*

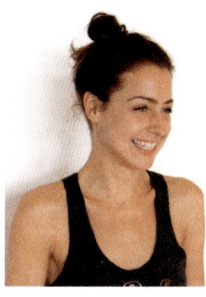

Sonja (34) liebt es, in Bewegung zu sein – auf allen Ebenen. Sie ist ganzheitliche Ernährungsberaterin (www.food-coach.org) und Autorin, unter anderem von dem Buch »Vegane Lebensmittel«: »*Wir haben dreimal täglich beim Essen die Möglichkeit, uns für oder gegen* unsere Gesundheit und unseren Körper zu entscheiden. Upgrade yourself, for a better health and bodybalance.*«*

REGISTER

ÜBUNGSREGISTER

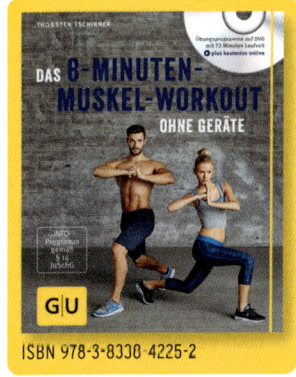
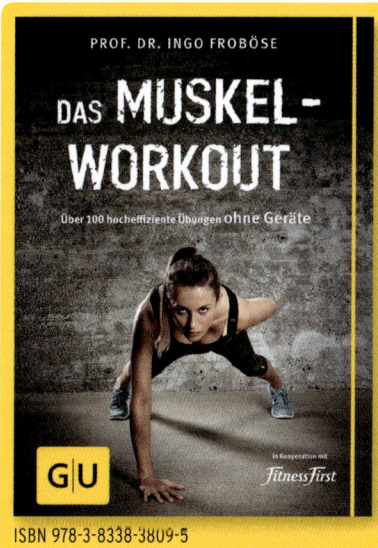
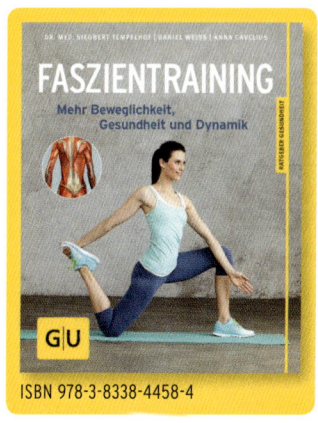
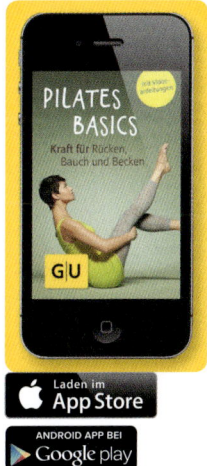
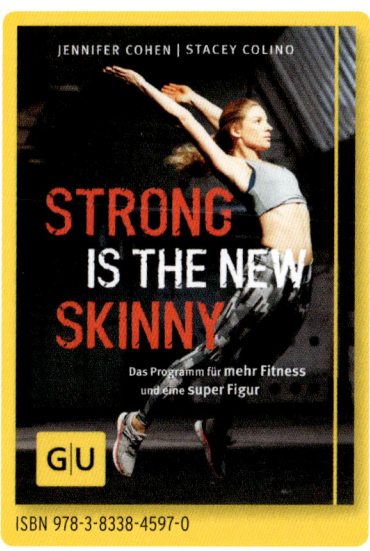
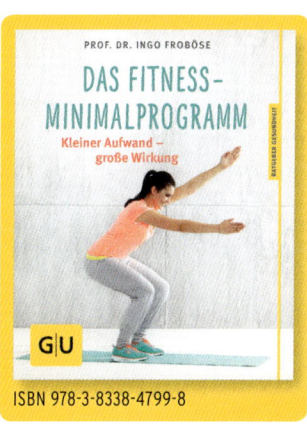
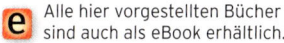
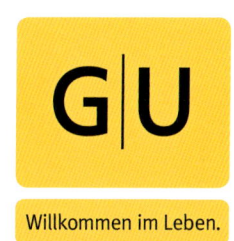

IMPRESSUM

Copyright © 2016 GRÄFE UND UNZER VERLAG GmbH
Grillparzerstr. 12, 81675 München
Alle Rechte vorbehalten.
Nachdruck, auch auszugsweise, sowie die Verbreitung durch Film, Funk, Fernsehen und Internet, durch fotomechanische Wiedergabe, Tonträger und Datenverarbeitungssysteme jeglicher Art nur mit schriftlicher Genehmigung des Verlages.

Projektleitung: Claudia Böhm
Lektorat: Sylvie Hinderberger
Bildredaktion: Henrike Schechter
Umschlaggestaltung und Layout: independent Medien-Design, Horst Moser, München
Herstellung: Renate Hutt
Satz: Christopher Hammond
Repro: medienprinzen GmbH, München
Druck und Bindung: Printer Trento S.r.l., Trento

ISBN 978-3-8338-4977-0

1. Auflage 2016

Die **GU-Homepage** finden Sie im Internet unter **www.gu.de**

BILDNACHWEIS

Fotoproduktion: Olaf Heine / www.olafheine.com
Umschlagfoto: Philipp Gladsome Fröhlich
Weitere Abbildungen: GU Archiv (Kramp & Gölling): S. 13. istockphoto.com: S. 10. pexels.com: S. 8, 10, 15, 16.

Ein Dankeschön für die freundliche Unterstützung der Fotoproduktion geht an die Firmen Beeathletica und OGNX/Upparel.

Syndication:
www.jalag-syndication.de

WICHTIGER HINWEIS

Alle Inhalte dieses Ratgebers wurden sorgfältig recherchiert und haben sich in der Praxis bewährt. Dennoch können nur Sie selbst entscheiden, ob und inwieweit Sie diese Vorschläge umsetzen wollen und können. Lassen Sie sich in allen Zweifelsfällen zuvor durch einen Arzt oder Therapeuten beraten. Weder Autorin noch Verlag können für eventuelle Nachteile oder Schäden, die aus den im Buch gegebenen praktischen Hinweisen resultieren, eine Haftung übernehmen.

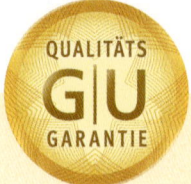

Liebe Leserin, lieber Leser,

haben wir Ihre Erwartungen erfüllt? Sind Sie mit diesem Buch zufrieden? Haben Sie weitere Fragen zu diesem Thema? Wir freuen uns auf Ihre Rückmeldung, auf Lob, Kritik und Anregungen, damit wir für Sie immer besser werden können.

GRÄFE UND UNZER Verlag
Leserservice
Postfach 86 03 13
81630 München
E-Mail:
leserservice@graefe-und-unzer.de

Telefon: 00800 / 72 37 33 33*
Telefax: 00800 / 50 12 05 44*
Mo–Do: 9.00 – 17.00 Uhr
Fr: 9.00 – 16.00 Uhr
(* gebührenfrei in D, A, CH)

Ihr GRÄFE UND UNZER Verlag
Der erste Ratgeberverlag – seit 1722.

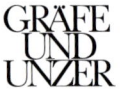

GRÄFE UND UNZER

Ein Unternehmen der
GANSKE VERLAGSGRUPPE

 www.facebook.com/gu.verlag